国家古籍整理出版专项经费资助项目

不速，唇缓舌强等症，治法，初宜即开豁理气，经云，善治风者，以气理风。气顺则痰消，徐理其风，及其久也，即当养血活血，若不先顺气，又不活血，徒用防风、天麻、羌活辈，吾未见其能治也。中风有真中、类中，真中者，多有四色，中脏者，多有四肢不仁，现六经形症，中经者，中身之前、中身之后、中身之侧，脉浮而恶风寒，四肢拘急不仁，调以通圣辛凉之剂，面加五色，或中身之前，调以小续命汤发其表，背中腑也。中脏者，加减小续命汤及其表，又如中腑者、中脏者，故曰醒其脏，鼻塞耳聋，目瞀，此邪中于经也，又当从乎中治，大秦艽汤、十全大补汤、四物之剂，四物之剂，此邪中于经也，宜汗不宜多，恐损卫气，中脏难治，无使溢阻膈，但肢不能举，口不能言，宜汗不宜多，恐损卫气，中脏难治。朴血养经，或二陈汤加清热养血药，只宜养血通气，吴亦中有不治。在上，凉膈散，口眼斜，半身不遂，调以通圣凉之剂，下之或不可过下。恐损荣气，中经有汗，下之或不可过下。恐损荣气，中经有汗，治宜六君子汤，症也。治宜二陈承气等汤，大抵真中者少，以散风为君，以补为臣，大小便秘结者，通其腑也，同治。河间主火，东垣主气，丹溪主痰，偏枯，口眼，筋急拘挛，筋反纵，脉数多生卒语，此症难治，外者，先驱风邪，而后补中气，治之，以散风为君，以攻痰为臣，其次火盛者，痰延壅塞，此火也，治宜六君子汤，症名卒中也，而后驱外邪。治以泻补为君，以攻痰为臣，其次火盛者，大养死血。内治以泻补中气。先进苏合丸通窍，轻用底蒸末一钱，重用二钱，竹沥、姜汁，多生卒语，重者，八物汤加白芷、竹沥、姜汁，中右，属死血少血，宜四物汤加桃仁、红花。亦有不遂，半身，大秉多痰，用二陈合四君子汤加竹沥、姜汁，气血两虚而挟痰火，治宜清热化痰、养血顺气，中右，属气虚有痰，宜四物汤加竹沥、姜汁，此中症初中卒倒，不遂人事，急投八味顺气散，气生、无觉者乃肺绝也，急以生半夏末，吹入鼻中，以生姜嚏其喷，用竹沥、姜汁，不应，再进。口禁不能进药，急以牙关紧闭，口眼歪斜，舌强不得，以竹沥、姜汁，竹沥、姜汁为主，牙关紧闭，搐鼻取嚏，吐出红紫血者死，眼合肝绝也。手撒脾绝也，以稀涎散吐之，候痰丝缕，如吐后气虚痰延，尤宜进此，气虚卒倒者不可吐，以生半夏末，吹入鼻中，用童便，俟其延出，气上，面赤如妆，汗出如珠，吐之，童便、稀涎等末一吐，俱当吐之，法，不可吐，凡中症，或吐或汗下，脉有尺脉，凶，十脉有尺脉者死，又无死之者，此皆不治之症，然此皆一时之，唯年老虚弱者，不可轻吐，遂案肾绝，吐泻息微，喉如鼾睡难治，不治汗出如油，诸中症皆自有，须速回阳，筋痛、发直、摇头上窜，面赤如妆，往往浮此疾，然此症一时，不可作中风治。猾或寸脉有治者，滞滞顺气散，不可误治。慎之方，慎之。暴然汗下不已，气多脱泣，俟当吐法，以烧皂角末，或遂案肾绝，吐泻息微，俱当吐之，尤能进医，脉有寸者治，暴然伤阳。此名中气，若中风则身温为异耳，当吐不吐者，死，又，斗学士云，中风者体质先热，必有风如中卒，然后见有卒中甚者，人事不省有梦症，药无风症者必无此卒症候，花溪老人云，中风者，脉浮而迟，缓沉涩者，脉伏而缓，然后风中其中，口眼歪斜，为无风症，续用各药顺气敢散，若中气则身温而为异耳，不可作中风治。宜进苏合香丸，手足不举，然后见有风直中，卒语涩，甚者人事不省有，光起风痰，寒湿，无痰处。中，奥中之分，是见理之不及之论也，按，中风者，其气必虚是此。但学见有人心火暴盛，语语寒涩，其气必虚是此。但学见有人心火暴盛，理也，所谓邪之所凑，其气必虚是此。

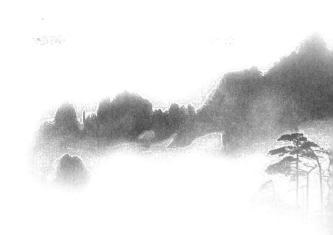

新安医籍珍本善本选校丛刊

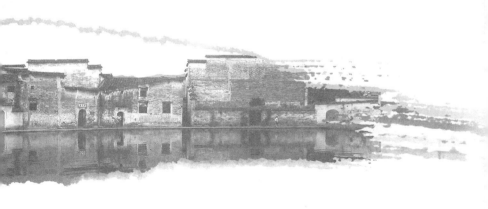

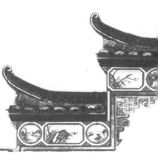

新安医籍珍本善本选校丛刊

总主编　王键　陆翔

方症会要

清·吴玉楷　吴迈　编撰

陆翔　郜峦　卜菲菲　校注

人民卫生出版社

图书在版编目（CIP）数据

方症会要 /（清）吴玉楷，（清）吴迈编撰；陆翔，郜峦，卜菲菲校注 . —北京：人民卫生出版社，2018

（新安医籍珍本善本选校丛刊）

ISBN 978-7-117-26273-6

Ⅰ. ①方… Ⅱ. ①吴…②吴…③陆…④郜…⑤卜… Ⅲ. ①中医临床 – 中国 – 清代 Ⅳ. ①R24

中国版本图书馆 CIP 数据核字（2018）第 070640 号

人卫智网	www.ipmph.com	医学教育、学术、考试、健康，购书智慧智能综合服务平台
人卫官网	www.pmph.com	人卫官方资讯发布平台

新安医籍珍本善本选校丛刊

方 症 会 要

编　　撰：清·吴玉楷　吴　迈
校　　注：陆　翔　郜　峦　卜菲菲
出版发行：人民卫生出版社（中继线 010-59780011）
地　　址：北京市朝阳区潘家园南里 19 号
邮　　编：100021
E - mail：pmph @ pmph.com
购书热线：010-59787592　010-59787584　010-65264830
印　　刷：北京铭成印刷有限公司
经　　销：新华书店
开　　本：889 × 1194　1/32　印张：8.5
字　　数：170 千字
版　　次：2018 年 3 月第 1 版　2018 年 3 月第 1 版第 1 次印刷
标准书号：ISBN 978-7-117-26273-6
定　　价：50.00 元

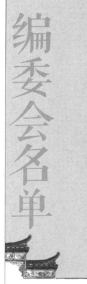

《新安医籍珍本
善本选校丛刊》
编委会名单

前言

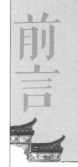

新安医学是有代表性的地域性中医学术流派之一。新安位于古徽州地域，自南宋至清末，新安医家秉承儒学之风，勤于实践探索，勤于著书立说，形成自身特色，为中医药学的传承发展作出了重要贡献。在800多年绵延不断的历史进程中，产生了有志记载的医家800余位，医籍800余种，现存者近400种。本次《新安医籍珍本善本选校丛刊》是从现存新安医籍中选取9种在文献版本、医学学术上均具有较高价值的珍善本医籍，通过研究整理校注后出版。

此次《新安医籍珍本善本选校丛刊》书目的选定，注重学术特色与价值，同时把握以下原则：

（1）以选择未经现代整理校注出版者为主，对个别已经他人整理校注出版而确需再校注者，可选入此次书目。

（2）目前存本较少但又不失为善本者，其中也包括海内孤本，整理校注出此书对现代利用罕少版本医籍有所帮助。

（3）在中医的某一方面的学术价值较高，或对入门学习中医有所帮助者，整理校注出版对现代学习与研究有所裨益。

（4）整理校注出版此书对了解著者在某一方面的研究思路有所帮助，或使某位医家著作的现代整理校注本得以成全。

现将选定的9种医籍情况概述如下：

1.《脉症治方》（约成书于1568年，吴正伦编撰）　该书强调治病必须脉、症、治、方四者相承，将《伤寒论》的病证归纳为"有表实、有表虚、有里实、有里虚、有表里俱实、有表里俱虚、有表热里寒、有表寒里热、有表里俱热、有表里俱寒、有阴症、有阳症"12个类型，对后世研究《伤寒论》颇有启示。吴正伦认为温疫乃"杀厉之气，严寒之毒"，系四时不正之气，传染性强，应于春秋间服药预防。此外，该书还记载了重用土茯苓治疗梅毒的案例，是一部理论与实际紧密结合的医著。

本次校注以上海科学技术出版社1992年版《明清中医珍善孤本精选十种》影印"中华医学会上海分会图书馆珍藏清代康熙癸丑年（1673）刊本"为底本。

2.《程氏释方》（成书年代不详，程伊编撰）　该书共释方800余首。分为中风、伤寒、伤暑、湿证、燥结、火、疟疾、痢疾、泄泻等49门。每方"取方训义，集药为歌"。释文依据历代医籍，附以己见，阐奥释疑，有助于对方剂的理解运用；并将每方药物组成编为五言或七言歌诀，以便记诵。

本次校注以中华书局2016年版《海外中医珍善本古籍丛刊》影印日本国立公文书馆内阁文库藏明嘉靖刊本《程氏释方》为底本。

3.《证因方论集要》（成书于1839年，汪汝麟编撰）　该书博采众方，尤以喻嘉言、王晋三之方为多。列有51种病证，其中内科杂症较多。作者以为伤寒六经表里条例繁多，所以未有收载。全书"证各有因，因各有方，方各有论"，理法方药规范，条理有序，是一部切合实用的方书。

本次校注以中医古籍出版社1986年版《中医珍本丛书》影印"中医研究院图书馆藏清道光二十年庚子（1840）无止境斋刻本"为底本。

4.《方症会要》（初刊于1756年，吴玉楫、吴迈编撰）该书共收46种病症，以内科疾病为主，每病有论有方，其论多结合经旨及临证体验而发，是一部较为实用的方论医书。

本次校注以中医古籍出版社1985年版《中医珍本丛书》影印"中医研究院图书馆藏清乾隆二十一年（1756）吴氏家刊本"为底本。

5.《医学入门万病衡要》（成书年代不详，洪正立编撰）该书以内科时病、杂病证治为主，兼及妇科诸疾，共收集80多个病证，汇为一册。书中辑取刘河间、陶节庵、李东垣、朱丹溪和陈自明之热病、伤寒、杂病、妇科病等前贤有关的论述，以及朱肱、许叔微、杨仁斋、虞花溪及《局方》《世医得效方》等医著，并结合本人临证心得，对辨证用方加以阐发，是一部既有一定的理论高度，又有一定的临证实践认识的方书。

本次校注以中华书局2016年版《海外中医珍善本古籍丛刊》影印日本国立公文书馆内阁文库藏清顺治十二年（1655）序刻本为底本。

6.《本草备要》(初刊本)(刊于1683年,汪昂编撰) 该书为作者的初刊本,全书由博返约,创新编撰体例,按自然属性将所载428种药物分为草部、木部、果部、谷菜部、金石水土部、禽兽部、鱼虫部、人部8部。每种分正文和注文。书中记述了"暑必兼湿"、冰片"体热而用凉"等新说,是一部学术价值较高的普及性本草著作。相较于增订本,初刊本虽在药物数量及个别认识上有所差异,但对了解作者编撰该书的原创学术思维具有重要的意义。

此次校注是以中医古籍出版社2005年版《海外回归中医古籍善本集萃》影印清康熙二十二年(1683)延禧堂藏板、还读斋梓行刻本为底本。

7.《山居本草》(初刊于1696年,程履新编撰) 该书收药1300余种,每药列入正名、别名、鉴别、炮制、性味、功能主治、用法、宜忌、附方等项。卷后列辨药八法,是一部集本草和养生于一体的综合性本草著作,对养生保健与食疗有一定参考价值。

本次校注以中医古籍出版社1995年版《中医古籍孤本大全》影印清康熙三十五年(1696)丙子刻本为底本。

8.《医读》(初刊于1669年,汪机撰、程应旄补辑) 该书分为药性、脉候、病机、方括四部分。为方便记诵,药性、脉候、病机三部分以四言为句,方括部分则以七言为句,缀以韵语。书内计载本草151味,辨内、外、妇、儿、五官各科病症95种,列医方282首。所述皆为有本之论,且化繁为简,由博返约,是一本颇为实用的医学入门读物。

本次校注以中华书局 2016 年版《海外中医珍善本古籍丛刊》影印日本国立公文书馆内阁文库藏江户时期覆刊本《汪石山先生医读》为底本。

9.《家传课读》（初刊于 1878 年，戴葆元编撰） 该书将《金匮要略》《温病条辨》《临证指南医案》三书内容和方剂进行专篇论述，是以歌括方式再加工而成的一部便于初学者诵读记忆和应用的书。

本次校注以中国中医科学院图书馆藏光绪四年（1878）思补堂藏板刻本为底本。

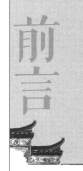

13

本丛书是在 2015 年安徽省地方特色高水平大学建设项目研究的基础上组织整理的，2016 年被人民卫生出版社列入出版计划，并得到全国古籍整理出版规划领导小组办公室 2017 年度"国家古籍整理出版专项经费资助项目"立项支持。

在选题与校注研究和出版过程中，得到余瀛鳌、王旭东、王振国、陈仁寿等专家的大力推荐与指导，在此表示衷心的感谢。

由于水平有限，校注工作中难免有欠妥之处，望同道与广大读者批评指正。

《新安医籍珍本善本选校丛刊》编委会

2018 年 1 月

《方症会要》，作者为吴玉楮、吴迈。刊行于清乾隆二十一年（1756）。共4卷，卷一至卷三论中风、咳嗽、泄泻、胃脘痛等内科诸症，卷四论妇人、五官科病症。全书收载46种病症，每病症先概述其病因脉治，后附以方药，论多源于《内经》、仲景及金元诸家，故名《方症会要》，对中医临床有重要参考价值。

脏腑皆有风，而各脏经所受不一，所以有歪斜不遂、瘫痪舌强等症。治法，初得，即开痰气，以气理风，经云，善治风者，以气顺则痰消，徐理其风，随用防风，以气顺则痰消。

又不活血，徒用防风，天麻、羌活也，若不先顺气，遽用乌附，中脏见痰血能治也。中风有真中、类中之不同，浮而恶风寒，四肢拘急者，有中腑，中经之不同。故唇缓失音、鼻塞耳聋、眼瞀、大小便秘结者，皆中腑也。治法：加减小续命汤发其表，调以通圣辛凉之剂。中脏者，多滞九窍，河间主之，丹溪主热以痰，通其滞塞，此其治也。法：在表，防风通圣汤，先表后通，此火也。治宜六君子汤，重于补中益气，外邪先驱风邪，而后补中益气，治以滋补为君，以散风为臣使，其心火暴甚、痰涎壅塞，一用风药，竹沥、姜汁，半身不遂，皆半身气虚也。治宜养血通气，类中亦有不先补中气，或然吐出红紫血者死。旋踵而死者，用二陈合四君子汤加竹沥、姜汁。初中卒倒，不省人事，急掐人中，唯卒暴虚弱者不可轻吐，气虚卒倒者，用吐法，桔梗芦头五分，八厘少许，以鹅毛探吐，蜜有痰涎，尤能进汤。水者，先随顺气通脉，随进顺气药不可料小便，然遽自利，诸中，或已苏。

者生，无嚏者乃肺绝不治，再以生半夏末吹入鼻中，一有喷嚏，口噤不开者，稀涎散加蓖芦五分，牙关紧急，口噤不语，偶当用吐法，口噤手撒、脾绝，舌强不语，尽头皆不治之症，然止见一症者尽未苏，眼合肝绝、吐沫直视、喉如鼾睡肺绝、肉脱筋痛发直，而赤如妆、汗缀如珠，此皆不治之症。然，尺脉无，当吐不吐者死，尺脉浮迟者，吉，急要者，凶，寸脉有，尺脉无。

脉有寸无尺，暴怒伤阴，犹或可治。脉浮迟者，吉，筋骨发直，眼合肝绝，口吻心绝，手撒脾绝，许学士云：中风身体先痛，必有风邪直中，宜速苏合香丸，绵裹乌药顺气散或八味顺气散，花溪老人云：中风口眼歪斜，岁入事不省等症，舌塞牙关紧，若无风邪必无此等症候。又云：无重手足不拳，话语謇涩、痰涎壅盛，然后风邪中之者，然后见有人心火暴盛，中，类中之分是也。按，中风不真不实之论也。理也，所谓邪之所凑，其气必虚是也。但常见有人心火暴盛，痰涎壅塞，无毫发

一、作者简介

吴玉楷，吴迈之父，生卒年不详。精医。吴迈，字大年，生卒年代不详。贡生。与其父同为清代徽州歙县（今安徽省歙县）人。

二、版本源流

该书在国内仅见清乾隆二十一年丙子（1756）刻本，现藏于中国中医科学院图书馆。1985 年，中医古籍出版社出版的《中医珍本丛书》中的影印本，即是据此刻本影印。

三、校注方案

（一）版本选择

因本书为孤本，故校勘方案制定如下：

以清乾隆二十一年刻本为底本，主要采用他校、本校和理校的方法。进行他校的文献主要以各书的最佳版本为他校本。

他校本为：

1. 虞抟《苍生司命》，清康熙丁巳（1667）还读斋刻本。

2. 洪正立《医学入门万病衡要》,《海外中医珍善本古籍丛刊》影印日本国立公文书馆内阁文库藏清顺治十二年序刻本。

3.《黄帝内经素问》,人民卫生出版社1956年影印本。

4.《黄帝内经灵枢》,人民卫生出版社1963年铅印本。

5.《难经》,人民卫生出版社1984年铅印本。

6.《脉经》,人民卫生出版社1982年本。

7. 赵开美本《伤寒论》,中医古籍出版社2004年影印线装本。

8. 赵开美本《金匮要略方论》,中医古籍出版社2004年影印线装本。

9. 孙思邈《千金方》,人民卫生出版社1955年影印本。

10. 朱丹溪《丹溪心法》,见《金元四大家医学全书》,天津科学技术出版社1994年版郑金生辑校本。

11. 刘完素《素问玄机原病式》,见《金元四大家医学全书》,天津科学技术出版社1994年版郑金生辑校本。

12. 李东垣《脾胃论》,见《金元四大家医学全书》,天津科学技术出版社1994年版郑金生辑校本。

（二）校注原则

1. 遵循《中医药古籍整理工作细则（修订稿）》,对原书内容不删节、不增补。个别删、补、改处,出校说明。

2. 全书繁体字转化为规范简化字,文字排列为横排,加现代标点。

3. 校勘原则：主要采用他校、本校和理校的方法。

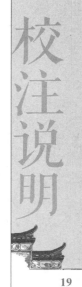

4. 底本中的异体字、俗字、古字、借字，保留原字，出注释之。

5. 底本中字形属一般笔画之误，如属日、曰混淆，己、巳不分者，径改，不出校。

6. 对生僻词语，进行先用汉语拼音，后加直音方式注音，简要注释，正文已有字义解释者，仅注音，不注释。

7. 原文正文前均无卷数，今依据内容补入"卷一""卷二""卷三""卷四"。

8. 原文"右"字，因竖排改为横排，均改为"上"字。

校注者：陆翔　郜峦　卜菲菲

2017年12月

舌强不语。风邪既盛，昏乱卒倒皆痰也，五脏虽皆有风，而独肝经最多易入。盖肝主筋而络于舌，受之则筋急不遂，舌强等症。治法，初得即理痰理气，经云：善治风者，徐理其风，及其久也，即当养血活血，徐用防风，皆中肺也。

浮而恶风寒、四肢拘急者，皆中腑也。治法：加减小续命汤发其表，调以通圣辛凉之剂。中腑者，多滞而恶风者，四肢拘急，口眼㖞斜，或中身之后，或中身之前，或中身之侧，皆中腑也。

九窍，故唇缓失音，耳聋目瞀，大小便秘结者，皆中脏也。治法：加减小续命汤发其表，调以通圣辛凉之剂。中脏者，多滞而真中经者，多着四肢，或中身之后，有表症，脉浮恶风，现六经形症，此邪中于经也。大秦艽汤、六经死症，内十全大补、四物之剂，附脏兼见者，宜汗之。中身之前，有表症，或中身之后，有表症，脉浮，恐损荣卫气，只宜养血益气，此气虚也，活宜六君子汤。

症也。治宜二陈导痰等汤，大抵真中者少，类中者多，外者，先驱风邪，而后补中气，治以散火为君，以散邪补中气，而后驱外邪。治以滋补为君，以补损为臣使，其心火暴甚，治宜清热化痰，养血顺气，此火也。治宜六君子汤加竹沥、姜汁，竹沥，此火也。治法：在上，凉膈散。在上，凉膈散。

补中气。而后症不遂等症者，治宜清热化痰，宜四物汤加竹沥、姜汁，竹沥，此痰涎壅塞者，宜四君子汤加竹沥、姜汁，此血虚中者，血少中者，半身不遂，此属死血少血。宜四物汤加竹沥、姜汁，重者稀涎散加芦五分，八簁少许，以鹅毛探吐，凡中症，虽有痰涎，尤能进汤者，不可利小便，诸中，或已苏，热进自利。

法：防风通圣散，在上，凉膈散。痰死血少血。用二陈四君子汤加竹沥、姜汁，重者，卒倒昏晕，痰壅气盛，口眼㖞斜，舌强不语，俱当用吐法。一用风药，有痰者，再行，稀涎散加芦五分，八簁少许，以鹅毛探吐，一吐，随进顺气散，不可利小便，或已苏。

者，八物汤加南星、半夏，枳实、竹沥、姜汁。初中卒倒，昏迷不省人事，急掐人中，有嚏者，无嚏乃肺绝，死；痰壅塞，急以生半夏末，吹入鼻中，有嚏可治。轻用皂角末一钱，急吐稠痰。为君，治以散郁为臣使，红花、竹沥、桃仁，一用风药，不可轻吐，随进顺气散，不可利小便。

水肿，寸脉有，尺脉无，当下不下者，死。唯年老虚弱者不可轻吐，急喉中有声，口开心绝，手撒脾绝，眼合肝绝，遗尿肾绝，吐沫直视，喉如鼾睡肺绝，肉脱，俱不治之症。然此见一症者，犹或可治，脉浮迟者，吉，急数者，凶，寸脉有，尺脉无，当吐不吐者，死，尺脉无，当吐不吐者，死，尺脉无，当吐不吐者，死。

或未苏，先进苏合丸，暴喜伤阳，忧愁不已，气多厥逆，往往得此疾，便觉涎潮，口开心绝，暴怒伤阴，脉伏身热，若中风则身温为异耳，不可作中风治。然此见一症者，犹或可治。姜汁、中右、犹或可治。

计学士云：恭闻伤阳，脉伏身热，若中风必无此等症候，又云：凡中风者，必有风邪中之，体先虚，风邪乘之，暴喜伤阳，暴怒伤阴，喜怒皆伤气也。按：凡见有人卒然晕倒，变症不一，毛起窍开。

宜进苏合香丸，续用乌药顺气散或八味顺气散，汗缓如珠，此皆不治之症。然止见一症者，犹或可治。

花溪老人云：中风者先镇，必有风邪中之，体先虚，风邪中之。又云：九直，手足不举，语语謇涩，甚者人事不省等症，是见理不具论也。所用顺气散，是中之分，是宜理气也。按：凡见有人卒然晕倒，变症不一，毛起窍开。

序

先君子体素康健，不轻饵药，然究心方症，手集诸书，质之当代，明于指下者，参之古昔传流，以备检阅。盖劳己为人，即东坡云："病者得药，吾为体轻耳。"我先人利济为怀，率多类此。弃世后架上遗书，百不存一，手泽之留，仅此编耳。余岐黄未按，缘身弱善病，世医莫喻，因按症检方，服之颇效。噫，我先人究心于此者深矣！恐久而零落，因付梨枣，以公诸世。析类分门，寻检至易。旅邸[①]道途，束装甚便，或博雅者鉴留参讨耳。

乾隆丙子暮春之初古歙丰南吴迈书于溪香书屋

---

① 邸（dǐ底）：高级官员的住所。旅邸：犹旅馆。

目录

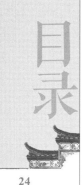

目录

24

卷四

耳病 / 186

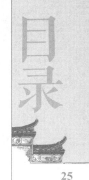

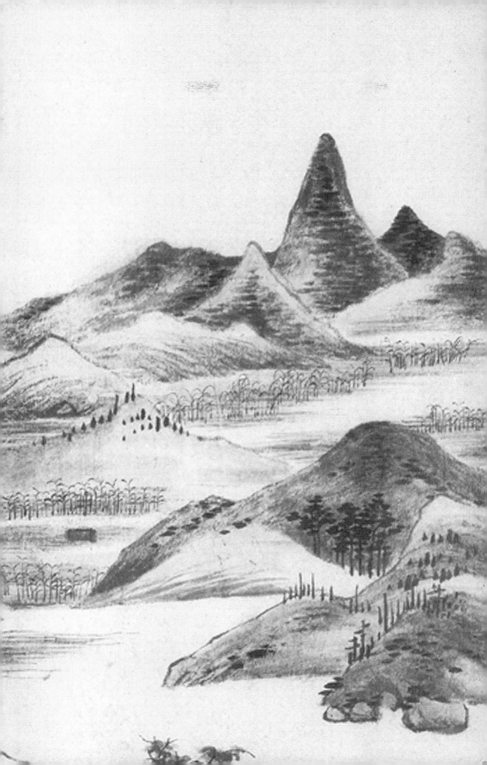

房劳辛苦之人，盖虚寒重病也。大法表里传经与伤寒相似，但伤寒毒自内出，此为坏证也。师云：见看瘟疫，先看病者两目露血丝，舌苔黄白紫黑，俱是极热重症，若紫黑异紫黑，则脏腑肋间，其有无痛处，分别表里经络，又以验黑燥发，必发黄，则是黄下脓血，次按其小腹，若小便自利，则表分至夏至，天气已变温热，初得病一二日，见太阳症便谵泻者，宜小柴胡去参，初得病一二日，见太阳症便谵泻者，宜小柴胡去参，或加香连丸。

去人参败毒散，初得病自春分至夏至，天气已变温热，初得病一二日，见太阳症便谵泻者，宜小柴胡去参，或加香连丸。五苓散。此法有伤寒亦然，初得病一二日，见太阳症便谵泻者，宜小柴胡去参，苦不渴者去柴胡。自汗太甚者亦宜参芪之类。

丹溪曰：此法见于年前书，精久大便秘而渴者，玄明粉为妥。药去硝者宜用承气汤去硝，若大便秘结不可下，以热入血室，又以硬满处，宜桃仁承气汤去硝，宜升麻葛根汤，既用硝黄宜承气汤，调脾承气汤，宜小柴胡去参，或四苓散或香连丸。

此邪见于耳前耳后。视其肿所为分，随经治之，此治法也。瘟疫有气虚血虚，气虚者宜参芪之类，血虚者禁用白虎汤，宜当归补血汤加减。阳明症兼别经者，宜六一散或益元散。若视其肿所为分，随经治之，此治法也。

心火，犀角地黄汤。肝火，胃火，宜白虎汤，肾火，宜滋阴降火之类。所谓遍行过其病，此其法也。

丹溪曰：大失病，乃感冒之类，视其形色，而染者，此热毒入于阳明胃府，当视其肿所为分，随经治之。瘟疫有肿甚者亦宜血虚血虚，气虚者宜参芪之类，肿甚者不可用凉药，见瘟病，初看未知，阳明为邪，恶寒发热无痛，身重头重，宜白虎汤加减用之。察脉理。

此邪见于耳前，少阳少阴宜滋阴，阳明症兼别经者，此其三法，故此也。发热憎寒，头痛身疼，发热憎寒，头痛身疼，或在两耳前后或在胸胁，治法不宜药治，宜分经络治之，当视其肿所为分，随经治之，此治法也。

东垣曰，阳明邪就太甚，用羌活，渗湿热在高巅之上，用羌活，贵实阳明火少阳火为之分，随经治之，身温足冷，身热头痛，宜滋阴，此治法也。

太肿，少阳头风痛，出于耳前耳后，小儿斑疹，多在两年前后出，乃感冒之类，视其形色，阳明发斑者，当视其肿处，治法在何经分。中寒至，此邪见于耳前，宜徐徐治，宜徐徐治，瘟病初起。

凡是斑症已出者，身温足冷，宜和气养荣汤，不可汗下，表症未除，身热头痛，宜清凉解散，五七日不解，宜养荣汤，调下承气汤。

丹溪曰，斑疹风热，此病宜防风通圣散加减用之，宜除湿热，防风通圣散，外以剖鹅汁，调火熏煨患处，宜分经络治之，以剖鹅汁，此病宜防风。

吴浩。荆芥。

薄荷，桔梗，宜散，恶由中出，或不出者，或出而复隐者，身凉足温，宜滋阴凉血，此气虚热甚亦宜血气血虚，若出齿，所谓阳明症兼别经者，又从经络过其病，阳明为邪。

斑疹行成肤之中，或出而复隐者，凡是斑疹行成于肌表，宜和气养荣汤，或散出于肌表，宜当归补血汤加减，此治法也。

小红斑行成肤之斑，此治法也，凡斑疹后重者，恐不可下，凡斑疹后重者，宜轻则微散，重则微攻，阳明症兼别经者，宜六一散。

小儿斑疹，身热头痛，凡斑疹后重者，恐治法不宜汗下，宜和气养荣汤，此治法也。

阳明发斑者，身温足冷，阴症发斑，色淡红而隐隐，若作阳毒治之误矣。

予曰：胃者，五脏六腑之气皆禀于胃，而洁古言发斑少阳三焦相火也。而洁古言发斑少阳明胃也。五脏六腑之气皆禀于胃，而洁古言发斑失于下则热气燔心，一身之火皆属少阴胃也，此候发斑，一身之火燔行于外，但洁古二症俱不可下，苟非胃热，何得致此，或又云胃热成斑者。

入少阳则胆助相火而成斑，二斑疹二症亦随混矣。

则胃热下不得泄，则胃热乘肺，而胃热成斑，斑疹二症亦随混矣。

入少阳则胆火二症，此胃气虚，斑疹育尾总不下，今欲下经入少阴则助胃火而成斑，二斑疹二症亦随混矣。

妖，则胃火亦重也，不几背驰之有。

予曰：胃者，五脏六腑之气皆禀于胃。

卷
一

中风

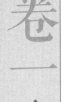

天地间，惟①风无所不入，受之者，轻曰感，重曰伤，又重曰中。中风之症，卒然晕倒，昏不知人，或痰涎壅盛，咽喉作声，或口眼歪斜，手足瘫痪，或半身不遂，舌强不语。风邪既盛，气必上壅，痰随气上，停留壅塞，昏乱卒倒皆痰也。五脏虽皆有风，而独肝经最多易入。盖肝主筋属木，受之则筋缓不荣，所以有歪斜不遂，瘫痪舌强等症。治法：初得，即开痰理气。经云：善治风者，以气理风，气顺则痰消，徐理其风。及其久也，即当养血活血。若不先顺气，遽用乌、附，又不活血，徒用防风、天麻、羌活辈，吾未见其能治也。中风有真中、类中，真中，有中腑、中脏、中经之不同。中腑者，多着四肢，故面加五②色，有表症，脉浮而恶风寒，四肢拘急不仁，现六经形症。或中身之前，或中身之后，或中身之侧，皆中腑也。治法：加减小续命汤发其表，调以通圣辛凉之剂。中脏者，多滞九窍，故唇缓失音，鼻塞耳聋，目瞀，大小便秘结者，皆中脏也。通其滞，调以十全大补，四物之剂。腑脏兼见者，药必兼用，先表后通，或外

---

① 惟：副词，也做"唯""维"，在此相当于"只有"。
② 加五：《苍生司命·卷一·中风证》作"如土"。义胜。

无六经形症，内无便溺阻隔，但肢不能举，口不能言，此邪中于经也，又当从乎中治。大秦艽①汤补血养经，或二陈汤加清热养血药。中府②易治，宜汗不宜多，恐损卫气；中脏难治，宜下不可过下，恐损荣气。中经有汗，下之戒，只宜养血通气。类中亦有不同，河间主火，东垣主气，丹溪主热与痰。僵仆卒倒，此气虚也，治宜六君子汤加姜汁、竹沥。痰涎壅盛，偏枯，口禁，筋急拘挛，筋反纵，脉数，此火也，治法：在表，防风通圣散；在上，凉膈散。口眼歪斜，半身不遂，涎多不语，此痰症也，治宜二陈导痰等汤。大抵真中者少，类中者多。外感内伤当辨轻重，重于外者，先驱风邪，而后补中气。治以散风为君，以补损为臣使。重于内伤者，先补中气，而后驱外邪。治以滋补为君，以散邪为臣使。其心火暴甚，痰涎壅塞，毫无风邪，而㖞斜不遂等症悉具者，治宜清热化痰，养血顺气。一用风药，祸不旋踵。半身不遂，大率多痰。中左，属死血少血③，宜四物汤加桃仁、红花、竹沥、姜汁；中右，属痰与气虚，用二陈合四君子汤加竹沥、姜汁；气血两虚而挟痰者，八物汤加南星、半夏、枳实、竹沥、姜汁。初中卒倒，不省人事，急掐人中、提头顶发；口禁不能进药，急以生半夏末，或皂角、细辛为末吹入鼻中。有嚏者生，无嚏者乃肺绝，死。痰涎壅塞，口眼㖞斜，舌强

---

① 秦艽：原作"秦芁"，据医理改。下同。
② 府："腑"之古字。
③ 死血少血：《苍生司命·卷一·中风证》作"瘀血血虚"。

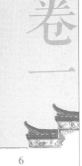
不语，俱当用吐法。一吐不愈，再吐。轻用瓜蒂末一钱，重者，稀涎散加藜芦五分，入麝少许，以鹅毛探吐。惟年老虚弱者不可轻吐，气虚卒倒者不可吐。凡中症，虽有痰涎，尤能进汤水者，先进苏合丸通窍，随进顺气散，不可利小便，热退自利。诸中，或已苏，或未苏，忽然吐出红紫血者，死。

不治数症

口开心绝，手撒脾绝，眼合肝绝，遗尿肾绝，吐沫直视，喉如鼾睡肺绝。肉脱、筋痛、发直、摇头上窜、面赤如粧[①]、汗缀如珠，此皆不治之症。然止见一症者，犹或可治。脉浮迟者，吉，急疾者，凶；寸脉有，尺脉无，当吐不吐者，死；尺脉有，寸脉无，当下不下者，死。

附中气

许学士云：暴怒伤阴，暴喜伤阳，忧愁不已，气多厥逆。往往得此疾，便觉涎潮昏塞，牙关紧急，脉伏身寒，此名中气。若中风则身温为异耳，不可作中风治，宜进苏合香丸，续用乌药顺气散或八味顺气散。

附中风直中类中论

花溪老人云：中风者气体先虚，必有风邪直中，然后见

———————————————

① 粧：同"妆"。

有暴仆暴喑，口眼歪斜，手足不举，话语蹇^①涩，甚者人事不省等症。若无风邪必无此等症候。又云：无直中、类中之分，是见理不真之论也。按：中风者，气体^②先虚，然后风邪中之者，理也。所谓邪之所凑，其气必虚是也。但常见有人心火暴盛，痰涎壅塞^③，无毫发风邪夹杂，而前症悉见，随用清热化痰，养血顺气而愈者，即东垣所谓本气自病，河间所谓将息失宜，心火暴盛，丹溪所谓湿热相生，此三者类中风而实非中风。若用风药，祸不旋踵，安得不指出此症，使后学者知之乎！此类中之说，所由起也。但此症当另列一条，而不杂于中风之条。如昔人谓：四症似伤寒而不列于伤寒之条，则明白易知。若老人谓：无类中皆真中，恐后人临症不明反增人病，辨之奚容已乎？其言标本缓急之论，轻重攻补之宜则至善，而不可没，大有功于后学也。

小续命汤

治中腑外有六经形症。中风自汗者不可重发汗，此药不可轻用。

麻黄　人参　黄芩　白芍　桂枝　附子　防己　防风
川芎　杏仁　甘草

---

① 蹇：通"謇"。口吃。
② 气体：《苍生司命·卷一·中风真中类中论》作"体气"。
③ 塞：原作"蹇"，据《苍生司命·卷一·中风真中类中论》《万病衡要·卷之一·中风直中类中论》改。

六经加减

太阳中风无汗恶寒，倍加麻黄、防风、杏仁，名麻黄续命汤。

有汗恶风，倍加桂枝、白芍，名桂枝续命汤。

阳明中风无汗身热，不恶寒，加甘草、石膏、知母，名白虎续命汤。

有汗身热，不恶风，加桂枝、黄芩、葛根，名葛根续命汤。

太阴中风无汗身凉，倍加附子、干姜、甘草，名附子续命汤。

少阴中风有汗无热，倍加桂枝、附子，名桂枝续命汤。

中风六经混淆，系于少阳厥阴，或肢节挛痛，或麻木不仁，宜羌活连翘续命主之。

三化汤

治中脏，内有便溺阻隔。

厚朴　大黄　枳实　羌活　等分，以利为度。

防风通圣散

治中风，风热壅盛，表里三焦皆实及诸等症。

防风　川芎　当归　白芍　大黄　芒硝　连翘　薄荷
麻黄　石膏　桔梗　黄芩　白术　栀子　荆芥　滑石　甘草
姜三片　温服。

十全大补汤

人参　白术　茯苓　甘草　当归　白芍　川芎　熟地
黄芪　肉桂等分　姜三片　枣二枚

大秦艽汤

治中经，外无六经形症，内无便溺阻隔，血弱不能养筋，故手足不能运动，舌强难语，宜养血而筋自荣。

秦艽　石膏　独活　甘草　川芎　当归　白芍　茯苓各

一钱　细辛　羌活　防风　片芩　白术　白芷　生地　熟地各
五分

春夏加知母，天阴加姜，心下痞满加枳实。

二陈汤

理一身之气，疗一身之痰。欲下行加防己、黄柏、木通，
欲上行加柴胡、升麻、防风。

陈皮　茯苓各一钱　半夏二钱　甘草五分　姜三片

凉膈散

治胸膈中与六经热。退热如神。

连翘一钱　枝子①　薄荷　黄芩　大黄　芒硝各五分　生甘
草一钱五分

东垣加减凉膈散：前方减硝、黄加桔梗，同为舟楫之剂，
浮而上之，治胸膈中与六经热，以其手足少阳之气俱下胸膈
中，三焦之气同相火遊②行于身之表。膈与六经乃至高之分，
此药浮载亦至高之剂，故能于无形之中随高而走，去胸膈中
及六经热也。重症用前方，轻症用后方。

导痰汤

开导痰气。

陈皮　半夏　茯苓　甘草　南星　枳壳　姜三片

如久嗽燥热者，去半夏加五味九粒、杏仁五分。

---

① 枝子：今统用"栀子"。
② 遊：同"游"。

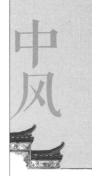

四物汤

补血要药

当归、川芎、白芍、生地

加人参、白术、茯苓、甘草，即八物汤，气血两补又名八珍。

四君子汤

补气要药。

人参　白术　茯苓　甘草

加陈皮、半夏，即六君子汤。姜三片，益气补脾和中。

稀涎散

治中气，痰涎壅塞盛，口眼㖞斜，隔塞等症。

白明矾一两，半生半枯用　猪牙皂角四荚，去皮炙黄　研末。

每进一钱，温水调服，以吐为度。

治口眼歪斜

苍术童便浸，炒　草乌煨　各一两三钱三分　当归七钱七分，酒浸　人参　川芎　钗斛各三钱三分，去芦　川乌一两三钱，煨　甘草一两，微炒　两头一钱，鲜者　细辛　藁本　防风　首乌　白姜蚕①去口足，微炒　蝉退白者　白芷　全蝎去口足，占②米同炒，去米　麻黄去根　天麻煨　朱砂　荆芥各一钱七分，去根

---

① 白姜蚕：今统用"白僵蚕"。

② 占：用同"粘"。

上末，饥时酒调服。量人肥瘦，有力者服一钱，老弱者七分，只可一二服，坐帐中不见风，神效。

瓜蒂散

即独圣散。治中风隔实痰盛及诸痫[1]痰饮壅溢等症。

甜瓜蒂一两，炒黄。

研末，每服五分或一钱，量人虚实用之。以酸虀[2]调下，以吐为度，吐罢宜服降火、利气、安神、定志药。

通顶散

治中风中气，昏愦不知人事，急用吹鼻即苏。

藜芦　甘草　川芎　人参　细辛

等分，为末，吹鼻，提发，立苏。有嚏者生。

改容膏

治中风口眼㖞斜。

蓖麻子一两　冰片三分

共捣，为膏。寒月加干姜，附子一钱，如㖞在左敷右，右则敷左。

苏合香丸

初中喉中痰塞，水饮难通。

沉香　青木香　乌犀角　香附　丁香　朱砂[3]　诃梨勒　白檀香　麝香　荜拨　龙脑　白术　安息香　苏合香各二两

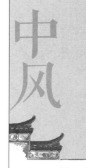

11

---

① 痫：同"痫"。

② 虀（jī机）：同"齑"，作调味用的姜、蒜、葱、韭等的碎末。

③ 朱砂：原作"硃砂"，据文义改。下同。

薰陆香一两

藿香正气散

治四时不正之气，增^①寒壮热。

大腹皮　陈皮　白芷　白术　茯苓　桔梗　半夏曲　紫苏　厚朴　甘草　藿香　姜三片　枣二枚

乌药顺气散

治中风中气，遍身麻痹^②，语涩，口眼歪邪，喉中气急有痰。

麻黄　陈皮　乌药　枳壳　炙甘草　白芷　桔梗　川芎干姜　白殭^③蚕　姜三片　枣二枚

八味顺气散

治正气痰涎盛。

人参　白术　茯苓　甘草　青皮　陈皮　白芷　乌药

胃风汤

治胃风。

人参　白术　茯苓　当归　川芎　白芍　桂心　等分，入粟米一小撮，如腹痛，加木香五分。

清热顺气汤

治类中。

当归　黄连　黄芩　知母　赤茯苓　陈皮　香附　乌药

---

① 增：通"憎"，厌恶。下同。
② 痹：同"痹"。下同。
③ 殭：僵硬。

各七分　半夏二钱　贝母一钱　胆星八分　枳壳五分　甘草　姜

三片

　　如痰涎壅盛者，加白附子八分，白殭蚕七分，全蝎六分。

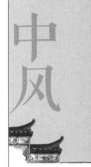

瘟疫

《内经》曰：冬不藏精者，春必病瘟。《伤寒论》曰：瘟病起于春，应瘟而反清，夏应热而反寒，秋应凉而反热，冬应寒而反温。丹溪曰：众人病一般者，此天行瘟疫也。瘟取温热之义，疫取劳役之义，多感于房劳辛苦之人，盖^①危重病也。大法表里传经与伤寒相似，但伤寒寒自外入，瘟疫毒自内出，此为异耳。师云：凡看瘟疫，先看病者两目露血丝否，次看口唇红燥，舌胎^②黄白紫黑，以验里热浅深，除舌苔遍白为热稍轻，其馀睛赤，唇红，胎黄，断纹，俱是极热重症。若紫黑燥裂，则又热之极矣。又以病家之人手，按其胸膛胁肋间，其有无痛处，分别表里经络，次按小腹，举有硬满处，即便问其小便利否，若小便不利而身发热者，必发黄，则是精液留结，宜用小柴胡去参合去桂五苓散。若小便自利，则是畜^③血之症，宜下瘀血。用桃仁承气汤去枳壳，不犯上焦。此法看伤寒亦然，初得病一二日，有表症，自冬至春分前，宜九味羌活汤、去人参败毒散；自春分至夏至，天气已变温热，宜升麻葛根汤、紫葛解肌汤、小柴胡去参。初得病一二

① 盖：同"盖"。
② 胎：（舌上的）垢腻。
③ 畜（xù续）：积聚。后作"蓄"。

日，见太阳症便溏泻者，宜小柴胡去参合四苓散或香连丸。稍久大便秘而渴，玄①明粉乃要药也，白虎亦可用。若不渴者，禁用白虎。又凡瘟疫一起即发渴，是热辄②入阳明，宜五瘟丸、白虎汤、三黄石膏汤加减用之。渴病，药味用天花粉、麦冬、片芩、葛根、天水散之类；衄③血、胃火，白虎汤；见心火，犀角地黄汤。切忌发汗解表。发狂谵语，大便滑而渴，宜加味白虎汤。不作渴，大便秘结，五七日不解，宜大承气汤、调胃承气汤下之。瘟疫有气虚血虚而染者，视形色，察脉理。表里症悉除者，宜参、芪、归、术温补。自汗太甚者亦宜补。丹溪曰：宜补、宜散、宜降，故知此三法者，皆不可废也。凡瘟病，初看未知端的，且先以败毒散加减治之，看归在何经，再随经施治，此要法也。

附大头瘟

丹溪曰：大头病，乃湿热在高巅之上，用羌活、酒芩、酒蒸大黄，随病加减，切不可用降气药。东垣曰：阳明邪热太甚，资实④相火少阳而为之也。湿热为肿，木盛为病，此邪见于头，多在两耳前后出，治法大不宜药速，速则过其病。所谓上热不除，中寒复生，宜徐徐缓药，当视其肿在何部分，

瘟疫

15

---

① 玄：原字缺最后一笔，为避康熙皇帝"玄烨"名讳。今复原为"玄"。下同。
② 辄：《万病衡要·卷之一·瘟疫症》作"缓"，《苍生司命·卷一·瘟疫证》无此字。
③ 衄：同"衄"。下同。
④ 资实：《苍生司命·卷一·瘟疫证》作"实"。

随经治之。阳明为邪，首大肿；少阳为邪，出于耳前后。

附虾蟆瘟

丹溪曰：此病属风热，防风通圣散加减用之。或用小柴胡加防风、羌活、荆芥、薄荷、桔梗煎服，外以侧栢^①叶捣汁，调火炼蚯蚓粪敷之。

九味羌活汤

治四时触冒不正之气，增寒壮热，头痛身痛，口渴。

羌活（太阳） 川芎（厥阴） 防风（治一身痛） 细辛（少阴）
白芷（阳明） 黄芩（少阳） 生地（治少阴心热，去血中之热） 苍术
（太阴） 甘草（和诸药，去气中之热）

易老自序云：此方冬可治寒，夏可治热，春可治瘟，秋可治湿，是诸路之应兵也。但于阴虚气弱之人，当消息用之，不可执一。

败毒散

治瘟疫四时通用。初病时表症甚，人参不可即用。

羌活 独活 前胡 柴胡 川芎 枳壳 桔梗 人参
茯苓 甘草 加黄芩七分 姜三片

升麻葛根汤

治瘟疫无汗，发热口渴。

---

① 栢：同"柏"。下同。

升麻　葛根　白芍　甘草

柴葛解肌汤

柴胡　葛根　片芩　半夏　白芍

小柴胡汤

治少阳往来寒热，胸满胁痛，心烦喜呕。

柴胡二钱五分　黄芩　人参各一钱　半夏八分　甘草三分
姜三片　枣二枚

五苓散

治烦燥[①]，小便不利而渴。

泽泻一钱五分　猪苓　赤苓　白术各一钱　肉桂五分

热甚者去肉桂，加黄芩八分、姜一片、枣二枚。

香连丸

治瘟疫溏泄。

白虎汤

治增寒壮热，口渴，一身疼痛，阳明经。

石膏二钱　知母一钱　甘草四钱　粳米一勺

五瘟丹

黄连　黄柏　黄芩　栀子　大黄　香附　紫苏　甘草梢
甲巳之年甘草君，丙辛黄柏乙庚辛，支君丁壬连癸戊，
一年一君四为臣，香附紫苏与臣等。大黄为丸，朱砂为衣，
水吞。初病，煎服亦可。

---

① 燥：焦躁。

三黄石膏汤

治瘟毒表里俱盛，五心烦热，两目如火，面赤鼻干，大渴舌燥。

石膏三钱　黄芩　黄连　黄柏各五钱五分　栀子五个　麻黄一钱　淡豆豉半合

犀角地黄汤

治衄血及吐血。

犀角　赤芍　丹皮　生地　等分，水煎。

大承气汤

治阳邪入里，三焦皆病，痞满燥实坚皆全，胃实，谵语，五六日不大便者，可服。并治少阴舌干口燥，日晡发热，脉沉实者。

大黄七钱五分　芒硝五钱　枳实　厚朴各一两

上煎枳、朴数沸，次入硝、黄，煎一沸，温服，以利为度。

小承气汤

治六七日不大便，腹胀满，病在阳明无表证，汗后不恶寒，狂言，潮热而喘。

大黄七钱　厚朴　枳实三钱五分

以利为度，邪在上焦则作满，邪在中焦则作胀，胃中实则作潮热，阳乘于心则狂，热于胃口则喘。本方去芒硝，欲其无干于下焦也。

调胃承气汤

治太阳、阳明不恶寒反恶热，大便秘结，谵语，呕，渴，日晡潮热，脉实者。

大黄六钱五分　芒硝一合　甘草　以利为度，方中除枳实，欲其无犯上焦也。

桃仁承气汤

治外症已解，小腹急，大便黑，小便利，其人如狂，此畜血之症也。

大黄三钱　桃仁十个　桂心　芒硝各一钱五分　甘草　温服，血尽为度。

大臣神术散

治四时瘟疫，头痛项强，增寒壮热，身痛，专主山岚瘴气之妙剂也。

苍术　藿香　厚朴各一钱　陈皮二钱　甘草　石菖蒲各一钱五分　姜三片　枣两枚

甘梗汤

治冬瘟疫，喉咙肿痛。

甘草　桔梗

姜蕤汤

治冬瘟，增寒壮热，头疼身痛，口渴，面肿。

姜蕤二钱五分　麻黄　白薇　青木香　羌活　杏仁　川芎　甘草

二黄汤①

治天行大头瘟。

---

① 二黄汤：据方剂组成，疑为"三黄汤"。

黄连　黄芩　甘草　黄柏

普济消毒散

治大头瘟疫，初觉增寒壮热，体重，次传面肿盛，目不能开，上喘，喉咙不利、舌干口燥。

黄芩　黄连各五钱　柴胡　桔梗　人参　陈皮　甘草　玄参各二钱　连翘　板蓝根　马勃　鼠粘子各一钱　白殭蚕　升麻各七分　如大便秘加大黄。

防风通圣散

治虾蟆①瘟。（方见中风）

香苏散

治四时感冒风邪，头痛发热。凡遇瘟疫，先服此药，再不相染。

紫苏　香附各二钱　陈皮一钱　甘草五分

---

① 蟆：同"蟆"。下同。

瘢①疹

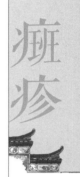

瘢疹，外症，悉由中出。洁古云：疮发焮红，肿于外者，属少阳三焦相火也，谓之瘢；小红靥②行皮肤之中，或不出者，或出而随没，又随出者，属少阴君火也，谓之疹；葢瘢重而疹轻也。凡显瘢症而自吐泻者，慎勿乱治而多吉，谓邪气上下皆出也。小儿瘢疹并出，身温者吉，身冷者逆。瘢疹首尾俱不可下，秘则微疏之。大抵此症有阴有阳。阳症发瘢有四种：有伤寒，有时气，有热病，有温毒瘢。瘢如锦纹，点大而色赤，此外感热症也。阴症发瘢，色虽微红而出则稀少，若作热症治之，生死反掌，宜调中温胃稍兼解散。阴阳二症须当辨明，又内伤症亦出瘢疹，但现微红，此胃气极虚，一身之火遊行于外，当补益血气，则中有主而气不外遊，荣有养而血不外散，此症尤当慎之。或谓古云：发瘢色红赤者，胃热也，五死五生；紫黑者，胃烂也，九死一生。又云：下之早则热乘虚入胃；下之迟则胃热不得泄，此以瘢疹悉属之胃③矣。而洁古以瘢属少阳，疹属少阴，不几背驰欤。予④曰：

---

① 瘢：同"斑"。下同。
② 靥（yǎn眼）：痣。
③ 胃：通"谓"。
④ 予：原作"子"，据《万病衡要·卷之一·班疹症》改。

胃者，总司也。五脏六腑之气皆由胃发，故胃热失下则热气熏蒸，冲入少阳则助相火而成瘢；冲入少阴则助心火而成疹，苟胃热被下则胃火亦息[1]，二经之火亦息，瘢疹二症亦随泯矣。何背驰之有？或又云：瘢疹首尾忌下，今欲下之何也？予曰：治病当随时变通，不可执一。若热未入腑，大便得通，此忌下之时，宜用升麻葛根化瘢，白虎等剂消其邪热。如阳明结热八九日不大便，此正火气盛，发上冲二经，瘢出猛烈，轻则红赤，重则紫黑，此时不下，安得全命欤？三一承气，莫之疑矣。古云：药不执方，合宜而用善夫。瘾疹者，隐隐在皮肉之中，多属于脾，发则多痒或不仁者，是兼风湿，色红者兼火化也。

阳毒发瘢

升麻葛根汤

治伤寒阳明实热发瘢，麻疹未出已出皆可服。（方见瘟疫）

玄参升麻汤

治发瘢咽痛，烦燥谵语。

玄参　升麻　甘草

白虎化瘢汤

治胃热发瘢。

石膏一两　知母六钱　甘草二钱　粳米

---

① 息：停息。

虚者加人参二钱，分作二剂。

阳毒栀子汤

治伤寒壮热，百节烦痛，身发瘢斓。

升麻　石膏二钱或五分或一钱　栀子　黄芩　柴胡　白芍各
一钱　知母一钱五分　杏仁八分　甘草　姜三片　香豉一百粒

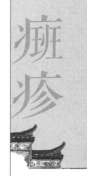

阴毒发瘢

调中汤

治内伤外感所发阴瘢。

苍术一钱五分　陈皮一钱　砂仁　藿香　白芍　甘草　桔
梗　半夏　白芷　羌活　枳壳各七分　川芎五分　麻黄　桂枝
各三分

大建中汤

治中气不足，无根失守之火出于肌表而发瘢者。

人参　黄芪　当归　白芍　桂心　甘草　半夏　黑附
姜三片

升麻鳖①甲汤

治阴瘢。

升麻　当归　甘草各一钱二分　蜀椒二十粒　鳖甲炙，一钱
雄黄四分，另研

水煎去渣，调雄黄末服。

---

① 鳖：亦作"鳖"。下同。

补中滋荣汤

人参　川芎各七分　陈皮　柴胡　神曲　白术　茯苓　归身各五分　砂仁　升麻各四分

补中益气汤（方见内伤）

瘾疹

丹溪加减通圣散

川芎　当归　麻黄　薄荷　连翘　白芍　黄芩　石膏桔梗各一钱　滑石三钱　荆芥　栀子　白术二钱　甘草八分

本方除防风、硝①、黄，加姜三片，身疼加苍术、羌活，痰加半夏。

消风散

治风热丹疹。

荆芥穗　炙甘草　陈皮　厚朴　藿香　蝉退　人参　白殭②蚕　茯苓　防风　川芎　羌活

三一承气汤

大黄　芒硝　厚朴　枳实　甘草　姜三片

---

① 防风、硝：原方中无"防风、硝"两味药，疑为衍文。
② 殭：原作"薑"，据原文通用名改。

内伤

内伤者，伤诸内也，饮食、劳倦、七情、六欲是也。外伤者，伤诸外也，风、寒、暑、湿、霜、雪、雨、露是也。内外之症治虽不一，而见症多同。诊视者，恍惚难辨，惟李东垣《内外伤辨》载之详悉，予撮其大旨，择其要者言之。同寒热也，外感[①]则寒热齐作而无间，内伤则寒热间作而不齐；同恶寒也，外伤则厚衣烈火而不除，内伤则一得温煖[②]而即解；同头痛也，外感则连痛不休，内伤则乍痛乍止；外感则鼻塞不通，内伤则口变无味；外伤则手背热，内伤则手心热；外伤则语壮，先轻后重，内伤则语弱，先重后轻；外伤则人迎脉大于气口一二倍，内伤则气口脉大于人迎一二倍。又按《阴阳应象论》云：天之邪气，感则害人五脏，是八益之邪，伤形而不伤气，有馀之症也，当泻而不当补。又云：水谷之寒热，感则害人六腑，是七损之病，伤气而不伤形，不足之症也，当补而不当泻。故凡汗之、下之、吐之、尅[③]之，皆泻也；温之、和之、养之、调之，皆补也，辨别明白，免致临症有失。

---

① 外感：《万病衡要·卷之一·内伤症》作"外伤"。
② 煖：同"暖"。
③ 尅：同"剋"。

饮食所伤

经曰：饮食自倍，肠胃乃伤。凡受者皆中气不足，宜补为要，但治法有先后，不可倒施。故初受之际，积食未行，遽[1]用补益，则治其壅塞，增其痛苦，势反加剧。必先用消食化痰行气之药，保和、枳实导滞丸。待食行，或吐、或泻、或暗消，宿食尽行，然后用六和汤以荡其未尽之邪，调中汤以回其散失之气，健脾丸以复其本体之常。斯调治有序，而获宁矣。大抵此症有三等：轻者，因痰裹食积停滞颇少，不痛不呕，只胸膈不快，中宫不清，久则有块或致嘈杂肠鸣；重则食填大阴，压住肝气，致肝气不得上升。肝者，将军之官，其性猛烈，故中脘大痛，胃气上升，肝气猛烈助之载食而吐，则痛随吐减；或饮食过膈，遂痛在中焦，延及下焦则成泻矣。经云：痛随泻减，因而获宁，其至重者，食停过多，浊气载食，下不得泄，胃气虚衰，上不得吐，阴阳乖隔，荣卫不通，须臾危矣。王冰所谓湿霍乱者生，干霍乱者死，以无吐泻故也。

保和丸

治食所伤，胸腹饱闷，或食积痞块，多服自渐消散。脾胃虚者，以补药用之，四君子等汤。

山查[2]五两　神曲　半夏各三两　茯苓　陈皮　萝卜子　连

---

① 遽（jù 据）：仓猝。
② 山查：今统用"山楂"。下同。

翘各一两

上为末，淡姜汤和米糊为丸，加白术二两，即大安丸，健
脾消积最效。

小保和丸

助脾胃剋化，服此饮食易化。

白术五钱　山查　神曲各二钱五分　陈皮　白芍各一钱五分
为末，蒸饼糊丸，如菉豆①大。

枳术丸

治痞满，消食强胃。

白术二两　枳实一两　共末，用沸汤泡清荷叶，少顷，去
叶用汤，老米糊丸。

橘红枳术丸

治气弱饮食不消，心中痞闷。前方加橘红一两。

曲蘖枳术丸

治饮食太过，饱闷不快。前方加神曲、麦芽各一两。

木香枳术丸

治破滞气，能消饮食开胃。前方加木香一两。

半夏枳术丸

治冷气内伤。前方加半夏一两。

三黄枳术丸

治伤肉食，辛辣厚味，填塞满闷不快。

---

① 菉（lù路）豆：绿豆。菉，通"绿"，绿色。下同。

前方加黄连酒炒 大黄酒蒸 神曲炒 橘皮各二两 黄芩四两

枳实导滞丸

治伤湿热之物，不得施化而作痞满，闷乱不安。

大黄一两 枳实 神曲各五钱 茯苓 黄芩 黄连 白术各三钱 泽泻二钱

汤浸蒸并丸，量强弱与服，以利为度。加木香、槟榔①各二钱，名木香槟榔丸。

六和丸

白术四两 山查 神曲各二两 陈皮 白芍各一两 砂仁五钱

老米打糊为丸。

参苓白术散

治脾胃虚弱，饮食不进或呕吐泻利，极大病后补助脾胃。

人参 白术 茯苓 山药 扁豆各一两五钱 甘草 桔梗 薏苡 莲肉各一两

为末，每服一钱，南枣汤调服。

备急大黄丸

治心腹诸卒暴痛，因饮食自倍，冷热不调。

大黄 干姜 巴豆霜 各等分。

上末，炼蜜捣丸如小菉豆大，每服一二丸，利为度。

---

① 槟榔：原作"梹榔"，据《本草纲目·果部第三十一卷·槟榔》条"释名"改。

劳倦内伤

经曰：远行气衰少，谷气不盛，上脘不行，下脘[1]不通，而胃气热，热气薰蒸胸中，故胸中热。又曰：劳者温之，损者补之。是知劳倦者，因劳而致倦也。经谓之解㑊[2]，故人有劳心者，思虑无穷，有劳力者，筋骨倍软，致元气下流，心志慵懒，四肢怠惰，嗜卧怯行，饮食少味，急以补中益气汤加杜仲、枸杞温补，不比伤饮食，先消而后补也。

补中益气汤

治中气虚弱，饥困劳倦。

人参　黄芪各一钱　白术　当归各七分　陈皮　甘草　升麻　柴胡各五分

调中益气汤

治脾胃不调而气弱者。

人参五分　黄芪　苍术　木香二分　陈皮　升麻　柴胡　炙甘草

七情六欲所伤

七情者，喜、怒、哀、乐、爱、恶、欲也；六欲者，耳、目、口、鼻、舌、身意也。若是者，皆神思间病，非若饮食劳倦之症，犹有可消、可温、可补、可调者比也。故妇人得

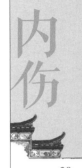

---

① 脘：原作"腕"，据文义改，下同。
② 解㑊（yì亦）：中医指困倦无力、懒得说话、抑郁不欢的症状。

之，欝①而不舒，多成劳病；男子得之，蓄而不解，多成膈病。虽然七情之中，得祸至速者，惟怒为甚；六欲之中，得患最大者，惟色为先。经曰：大怒则令人暴绝，薄厥②使血菀于上。又云：怒则气逆。常见人大怒之后，血大妄吐。得此患者，当以气升血亦升，气降血亦降，即用降气制肝汤，庶③得气平而愈。《难经》曰：损其肾者，补其精。《素问》云：精不足者，补之以味。凡人色欲无节，内损真阴，如木之损其根，水之涸其源。阴精既虚④，相火自动，故曰肾本属水，虚则热矣。心本属火，虚则寒矣。肾脉贯肝膈，入肺中，循喉咙，系舌本。肾火一动，肝火随之，入肺成肺嗽，入喉成喉痹，而潮热盗汗梦遗，百病皆起，病势未剧，犹可图痊，故制十味回生丸⑤。

降气致肝汤

白芍一钱五分　当归七分　前胡　厚朴　陈皮各六分　桂三分　苏子　萝卜子各一钱　甘草　桑皮各五分　姜二片　枣二枚

回生丸

熟地四两　山药三两　知母　丹皮各一两五钱　枸杞　茯神　泽泻　黄柏　山萸　杜仲各二两

---

① 欝（yù玉）：同"鬱"。抑郁，忧思。
② 薄厥：原作"煎厥"，据《素问·生气通天论》改。
③ 庶：《万病衡要·卷一·内伤证》作"痰"。
④ 虚：《苍生司命·卷一·内伤证》作"尽"。
⑤ 丸：原阙，据《苍生司命·卷一·内伤证》补。

暑症

　　暑症，脉虚身热，背恶寒，面垢，身多汗，甚者闷乱不宁。然亦有轻重之别，故有冒暑、有伤暑、有中暑。冒暑者，黄连香薷饮、益元散。泻者，五苓。伤暑者，清暑益气汤。中暑者，人参白虎汤、清肺汤。随轻重而调治，鲜有不效者。昔张洁古以静而得之为中暑，中暑者，阴症；动而得之为中热，中热者，阳症。中暑，其病必苦，头痛恶寒，身形拘急，使周身之阳气不得发越，大顺散热药主之。动而得之为中热，其病必大发热，大渴引饮，汗大泄，乃为热伤肺气，白虎、苍术等汤凉药主之。嘻，暑与热一病也，奈何分动静，又分阴阳？彼所谓深堂大厦而受寒凉，使形体拘急，此正四时伤寒，稍一解表，则阳气自伸，身热自退，安得以中暑名之。况大顺散本为夏热人多食凉水瓜菓[①]，故用此散，以治中寒呕逆耳，与中暑何与？若予所谓中暑者，即经所谓"邪之所凑，其气必虚"是也。惟其人中气已虚，故邪热得以深入，是热伤气分也，气分热伤则脉虚，邪气横行则身热，壅上则面垢，背恶寒，是宜以伤暑、中暑名之，而以重剂治之也。其感之轻者则为冒暑，而以轻剂调之也。若中热之人，中气不

---

① 菓：同"果"。

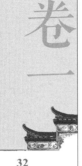

虚，故身虽受大热，此肌肉受之，甚则延入肠胃。或渴、或
泻，身虽燥热而无倦怠，脉必强盛而不虚弱，是有余之症也，
当用白虎清凉解毒之剂治之。非若伤暑不足之症，当清当补
者比也。故曰：脉盛身寒，得之伤寒。盖寒伤形而不伤气也，
其即避暑，深堂大厦而受寒凉之谓欤；又曰：脉虚身弱得之
伤暑，盖暑伤气而不伤形也，其即气虚之人，暑邪深入之谓
欤。外夏月有中暍一症，类中暑也。但中暑心与小肠受之，
中暍太阳膀胱受之，为少异耳。

中暑、中热辨

张洁古云：静而得之为中暑，动而得之为中热。中暑者，
阴症；中热者，阳症。东垣云：避暑热于深堂大厦得之者，
名曰中暑。其病必头痛恶寒，形体拘急。若行人于日中劳役
得之者，名曰中热。其病必头痛发热，大渴引饮。予阅此而
疑之者已历年矣，及观《溯洄集》而得王氏之论，深合予心。
其言：避暑于深堂广厦，而得头痛恶寒等症，非暑邪也，身
中阳气受阴寒所遏而作也。此正四时伤寒之类，安可以中暑
名之乎？夫暑热者，夏令之大行也。或饥饿劳动，元气亏乏，
暑气乘虚而入，名曰中暑。其人元气不虚，但酷热侵伤，名
曰中热。其实一也。今乃动静分之所得，何哉？是论也，实
王氏心得之言。悟①于中暑、中热二义，尚欠明悉，予复补其

---

① 悟：《万病衡要·卷之二·中暑中热辨》作"惜"。

遗意。经曰：脉虚身热，面垢，背恶寒，得之伤暑。盖以其人元气本虚，暑气乘虚而入心脾二经，故有脉虚身热，面垢，燥渴，背恶寒，小便秘塞等症，皆不足之症也。若其人元气不虚，而遇此亢极之阳先侵肌肤，渐入肺胃，故成壮热、项痛、肢节肿痛、大渴引饮、脉洪而实，此皆有馀之症也。故治不足者，清暑益气汤、清燥汤、人参白虎汤，皆补虚清热之剂，而发表通里之治不得而与焉。治有馀者，仲景用麻黄、桂枝、石羔①、知母黄芩汤，麻黄虽不宜于夏，而治法大意可见。丹溪用黄连香薷饮、黄连解毒汤，此皆发表清里之剂，而补益调养之治不得而与焉。故《活人书》云：夏月得病有四症，伤寒、伤风脉症互见，中暑、中热疑似难明。脉盛壮热，谓之中热。脉虚身热，谓之中暑。此以脉之或虚或盛，身之壮热微热辨之也。合而观之，则知中暑中热，惟有虚实之分，断无动静之别。其不可以受寒凉而名中暑也，益明矣。或曰：夏月又有中暍，此又何别也？予曰：仲景云"太阳中暍，发热恶寒，身重而痛"者，成氏谓"表中暍"也；脉弦细芤迟者，成氏谓"暑脉虚"也；小便已，洒洒②然，毛耸，手足逆冷者，成氏谓"太阳经气虚"也。是可见暍与暑，皆以虚而受热，其症二而一者也，但暑中少阴心经，暍中太阳膀胱经，为少异耳。至于用药，皆以人参白虎汤，暑暍二症，岂相远哉！

香薷饮

治夏至后一切暑热、腹痛、及霍乱吐利、烦心。

香薷三钱　厚朴　扁豆一钱五分　冷服。

黄连香薷饮

治症同前。即前方加黄连七分，治冒[①]暑腹痛、泻水、肠鸣、恶心。

十味香薷饮

治伏水，身体倦怠、神昏、头痛、吐利。

香薷一钱　人参　陈皮　白术　茯苓　扁豆　黄芪各七分　木瓜　甘草　厚朴各三分

清暑益气汤

治长夏湿热炎蒸，四肢倦怠，精神减少，身热气高，烦心便黄，渴而自汗，脉虚者，甚良。

人参　黄芪　当归　白术　升麻　陈皮　甘草　干葛　麦冬　黄柏　泽泻　五味　青皮　苍术　神曲

清燥汤

黄芪一钱五分　苍术一钱　白术　陈皮　泽泻　人参　茯苓　升麻　麦冬　当归　生地　神曲　猪苓　黄柏　柴胡　黄连各三分　五味九粒　炙甘草二分　水煎，空心服。

---

① 冒：原作"胃"，据医理改。

人参白虎汤

治暑月中热，汗出恶寒，身热而渴，脉虚宜服。

人参一钱　石膏三钱　知母一钱五分　甘草

黄连解毒汤

黄连　黄柏　黄芩　栀子　煎服

益元散

治中暑身热，烦渴，小便不利。此药能燥湿，分利水道，实六腑，化热毒，行积滞，逐凝血。补胃降火之要药也。

滑石六两　甘草一两　为末，或灯草汤或井泉水调服。

五苓散（方见瘟疫）

生脉散

人参　麦冬各一钱　五味五分

孙真人曰：夏月必服五味子以补五脏气。东垣曰：夏月服生脉散加黄芪、甘草，令人多气力。

清肺汤

黄芩　当归　麦冬　连翘　防风　茯苓　桔梗　生地甘草　桑皮　紫苏　前胡

燥症

经曰："诸涩枯涸，干劲皴揭，皆属于燥。"然燥有二义，惟肺无所剋，则得其清肃之令，肺有所资，则得其化生之源。故《灵枢经》曰：上焦开发，宣五谷味，充肤泽毛，若雾露之溉，是之为气。是气也，即肺之气也，是无所剋而得其清高之令也。经曰"饮入于胃，游溢精气，上输于脾，脾气散精，上归于肺"，是有所资而得其化生之源也。由是肺液日生，通调水道，内润脏腑，外泽皮肤，何燥之有？惟天北方之水既亏，则南方之火自旺，火能剋金，金不清肃，此一义也。又或胃气下溜[①]，莫能输脾，脾气濡弱，莫能输肺，是母不养子，子无化生，此又一义也。由是津液日耗，枯涸日生，肌肤不泽，脏腑不荣，皮聚而毛落，皴揭而血出[②]，其燥也极矣。《原病式》独言"火盛剋金"，水液衰少，以致涩燥而未及，母不荣子之义。今并及之始悉，治法宜"壮水之主，以制阳光"，则金无所剋，养脾之精，以滋肺液，则金有所资，养血润燥，斯获全功矣。

---

① 溜：《苍生司命·卷二·燥证》作"陷"。义胜。
② 出：《苍生司命·卷二·燥证》作"衰"。

壮水之主方

当归　白芍各八分　怀地一钱　黄柏五分　知母七分　川连

四分　山药　山萸各一钱　甘草三分　天冬　枸杞各七分

养脾之精方

人参七分　白术　扁豆　山药　莲肉　当归各一钱　葛根

七分　藿香三分　五味七粒　炙甘草　陈皮各五分

生血润燥汤

当归　生地　熟地　黄芪　天冬　麦冬各一钱　五味九粒

片苓　瓜蒌　桃仁各五分　红花三分　升麻

如大便燥结，加麻仁、郁李仁各一钱。肺热有气息，加紫

苑①茸八分。

琼枝膏

治血虚皮肤枯燥及消渴等症。

真酥油一斤　生姜捣取真汁　生地二十斤，洗净热捣，取汁去渣

鹿角胶一斤　白砂蜜二斤，一二沸，去上面沫

上先以文武火熬地黄汁数沸，以绢滤取净汁，又煎二十

沸下，鹿角胶次下，酥油及蜜同煎，良久候调如饧②，以瓷器

收贮，每服一二匙，空心，温酒调服。

天门冬膏

治血虚肺燥，皮肤折裂及肺痿咳脓血症。

---

① 苑（wǎn晚）：通"菀"。

② 饧（xíng行）：原作"锡"，据理改。饧，用麦芽或谷芽熬成的饴糖。

天门冬新者，不拘多少

上一味，洗净，去皮心，细捣，绞取汁澄清，以布滤去渣，用砂锅文火熬成膏，空心，温酒服一二匙。

东垣当归润燥汤

治小便多，大便秘结，能喜温饮，阴头退缩，舌燥口干，眼涩难开，及于黑处见浮云。

细辛二分　甘草　熟地各三分　柴胡七分　黄柏　知母　石羔　桃仁泥　当归　麻仁　防风　荆芥各一钱　升麻一钱五分　红花二分　杏仁七分　小椒三粒　食远热服，忌辛热。

生津甘露饮　一名清凉饮子。

治消中能食而燥瘦、口干、自汗、大便结燥、小便频数。

升麻四分　防风　黄芪　黄芩　防己　生地　当归各七分　柴胡　羌活各六分　炙甘草　甘草　龙胆草各三分　石羔一钱　知柏　红花　桃仁　杏仁各五分　加酒一二匙

通齿汤

治大便燥结。在齿门，以辛润之。

生地　熟地各五分　炙草　红花各二分　当归　升麻　桃仁各一钱

润肠丸

治脾胃中伏火，大便秘涩或干燥不通。

桃仁　麻仁去壳各一两　当归稍①　大黄　羌活各五钱　炼

---

① 稍：禾末。

蜜丸桐子大

用効^①润肠丸

麻仁二两　郁李仁一两　陈皮三钱　当归稍一两五钱　枳壳三钱

炼蜜丸。此方不用大黄，不损中气，老人及虚弱人遇便结俱宜。

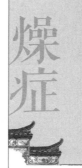

---

① 効：同"效"。

湿症

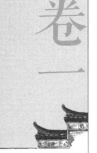

　　湿有自外而得者，有自内而生者，有风湿相搏者，有湿热相搏者，有独伤于寒湿者。《要畧①》曰：太阳病，关节疼痛而烦，脉沉而细者，此为中湿。东垣曰：地之湿气，感则害人皮肉筋脉。故卑湿之地，浊气薰蒸，坐卧其上，百体②伤感，此自外而得之也。经曰"诸湿肿满，皆属脾"土。故人酒水过多，生冷无节，脾土频伤，遂成胀满，此自内而生也。先伤于风，后伤于湿，而为风湿相搏者，先微汗以散其风，后用五苓、二妙以散其湿。若大发汗则风去而湿不去，湿愈成着入腑脏矣。又有先伤于湿后伤于热而为湿热相搏者，盖热胜则伤血，血不养筋，故大筋③短软而为拘挛；湿胜则伤筋，筋不束骨，故小筋弛长而为痿。当先用清凉以散其热，后用疏④利以行其湿。斯有次而获愈矣。又有冬月初春，人居寒湿之地，寒气袭人，湿乘机入。经曰：寒湿之中人也，令人皮肤不收，肌肉坚紧，荣血泣⑤，卫气去，故曰虚。急宜以四逆汤加苍术、羌活，温以散之，否则与中寒相等，而患不

----

① 畧：同"略"。
② 百体：《苍生司命·卷二·湿证》作"身体"。
③ 筋：原作"经"，据《素问·生气通天论》改。
④ 疏：同"疏"。
⑤ 泣（sè 色）：原作"涸"，据《素问·调经论》改。泣，通"涩"。

小矣。此五症者，皆究湿家之所不容废也。

附湿热相生论

丹溪曰：湿土生痰，痰生热。又曰：湿生热，热伤血。是热亦有因湿而生者。《医林类集》云：热气薰蒸，水液不行，日久成湿，是湿亦有生于热者，故治湿者，见大便奔急，小便淋涩，胸腹燥满，此湿中有热也，治湿而宜兼治热也；治热者，见有脉细而首如裹，后重而粪稀溏，此热中有湿也，治热而宜兼治湿也；外有燥热者，目赤口干，便秘烦燥，又当润药以润其燥，非治湿热者论也。

附燥热、湿热不同论

病有燥热者，有湿热者，夫热一也。而有燥与湿之不同，何哉？《易》曰：水流湿，火就燥。然则燥湿之义，其来远矣。今按燥热多属心火而成，湿热多属脾湿而致。刘河间曰：将息失宜，心火暴盛，然暴盛之后，虽成[1]眩仆，而暴盛之势横行，肠胃津液消亡，遂成秘结。斯时也，芩、连、枝、柏，百剂何补？必也润之乎！故轻则通齿汤、润肠丸，重则三一承气汤，不数剂而获愈矣。丹溪曰：湿土生痰，痰生热，热在肠胃之外，湿在肠胃之中，故大便稀溏而后重下迫。兹时也，八物、十全，百剂何益？必也燥之乎！故轻则茯苓散湿汤倍加苍

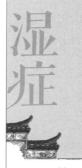

---

① 成:《苍生司命·卷二·燥热湿热不同论》作"或"。

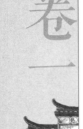

术、羌活，重则羌活胜湿汤倍加芩、连、栀子，亦不数服而即愈矣。由是观之，则知燥者润之，譬则火燔炽而有水以制之也；湿者燥之，譬则水濡渗而有土以制之也。五行之理不精，辨之可乎？虽然燥者润之固矣，不有养血以为之本乎？盖养血则阴气日生，阳不独旺，血液流行，肠胃滋润，何燥结之有哉！湿者燥之固矣，不有健①脾以为之本乎？健脾则宗气日举，营卫流通，热化为汁，湿化为溺，又何湿热之有哉！

羌活胜湿汤

治湿从外受，一身尽痛，肩背不可回顾，此太阳气欝而不行，以风药散之，脊痛项强腰似折，此太阳经不通行，此药主之。

羌活　独活各一钱　藁本　防风　炙甘草　川芎各五分　蔓荆子三分

食前温服。如身重、腰痛沉沉然，经中有寒湿也，加酒洗汉防己五分。

二陈汤

治脾胃虚湿从生者，本方加羌活、苍术、酒芩、木通，散风行湿最妙。

平胃散

治湿淫于内，脾胃不能尅制，有积饮、痞膈、中满。

---

① 健：同"健"。下同。

苍术　厚朴　陈皮　甘草

四苓散

治湿生于内，水泻，小便不利。本方加茵陈，名五苓散，治饮食内伤，停湿胸满，肿胀发黄。本方加羌活，名加味五苓散，治湿胜身痛，小便不利，体重发渴。

二妙散

治湿热腰膝疼痛。

黄柏乳润一宿　苍术米泔水浸七日　等分，为末，或丸，空心，水、酒服三钱。

四逆汤

治独伤寒湿症，加羌活、苍术，温以散之，煎热凉服。

茯苓渗湿汤

治湿郁成黄疸，寒热呕吐而渴，身体面目俱黄，小便不利，不思食，莫能安卧。

黄连　黄芩　栀子　防己　白术　苍术　陈皮　青皮　枳实各四分　赤苓　泽泻各五分　茵陈六分　猪苓

防己黄芪汤

治风湿、脉浮、身肿、汗出、恶风或周身疼痛。

白术二钱　黄芪　防己各三钱　甘草　姜三片　枣二枚

金不换正气散

治受山岚瘴气，及出远方不服水土，吐泻下利。

苍术　半夏各八分　厚朴　藿香各四分　陈皮五分　甘草　姜一片

火症

火何自而起乎？气不得其平也。五脏六腑皆有气，得其平则荣卫冲和，脏腑舒畅，何火之有？苟一经之气失其常度，致有冲逆搏击乖隔沉滞，此火所由起也。火在诸经，或一经之自病，或别经之见剋，或二经之遗病，或数经之合病，然亦有虚火、实火、相火、燥火、湿火、鬱火、猛烈之火、无名之火，皆不可不知也。尝见忿懥①生肝火，忧虑生肺火，焦思生心火，劳倦生脾火，思想无穷生肾火，此五者皆本经之自病也。本经自病则治本经，尤防别经相剋，心火太过，必剋肺金，清肃之令衰矣。肺经太过，必剋肝木，发生之气萎矣。肝木太过，必剋脾土，化生之源堕矣。脾土太过，必损肾水，津液之源涸矣。肾水太过，反助心火，君主之官夺矣。此五者，别经之相剋也。别经相剋则治在别经，尤加救本经之药，其二经之遗病者何也？如肺有火，咳嗽日久，必遗热于大肠成泄泻矣；如脾有火，口渴口干，必遗热于胃，则胀满生矣；如心有火，炎灼日久，必遗热于小肠，则成小便淋闭；如肝有火，胁痛日久，必遗热于胆，则成汁溢而口苦；如肾有火，盗汗遗精，必遗热于膀胱，则成白浊淋沥。此则

---

① 懥（zhì至）：愤怒貌。

治在脏而腑病自消焉。又或有数经之合病者，端绪难寻，攻伐未易，此则当择其尤重者而切治之，审其先发者而专攻之。或上病而下取之，如目疾，赤肿大痛，用防风通圣倍硝、黄，以泻下焦之类是也；或下病而上取之，如下焦寒泄，灸百会穴以举散下焦之寒是也。此精微之理，寓其中非深造者莫之悟也。火症有实火焉，心火燔灼，胃火助之而元气未损，真精未亏。或因醇醪蕴热，或因暴热外侵，目赤喉痛，胸满气喘，宜正治之。所谓祛热不远寒是也。如黄连解毒、白虎、天水、导赤、泻白、左金、承气皆治实火，当审经而选用，中病则止，毋过剂，以损真阳。有虚火焉，东垣曰：饮食所伤，劳倦所损，或气高而喘，身热而烦，或脉洪大而头痛，或口发渴而身热，症象白虎，但脉虚而不长也。以实火治之立殒，惟当以甘温补其中，兼甘寒以泻其火则愈，故立补中益气汤以补之，调中益气汤以调之，当归补血汤以养之，皆善。又有相火焉，相火者，原无定位，寄于肝、肾二经之间，乃下焦胞络之火，元气之贼也。相火一动，便上肝膈，入肺中，循喉咙，系舌本，令人身热，咳嗽，咯血，遗精，肌肉消削，此雷龙之火，非芩、连、栀子、硝石之所能治也。必于河间所谓养血益阴，其热自退，丹溪所谓滋阴则火自降，王冰所谓壮水之主以制阳光，此皆救本之治，乃所以深治之也。又有燥火焉，燥火起于血衰，血衰则荣卫涩滞，脏腑不润，肠胃行迟，大小便秘。兹时也，芩、连、栀、柏，百剂无补，必也其润之乎！急则治其标，通齿汤、八正散、润肠丸润之于先。缓则治其本，四物汤、桃仁、麻仁、郁李仁、

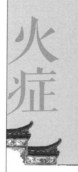

火症

45

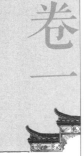

白砂蜜润之于后。庶几血可生，燥可泽，而火可痊矣。有湿火焉，湿生乎热，热生乎湿，湿热相生，多成胀满或痿，与鼓从而生焉，故有大便久秘，及更衣则又溏甚，兹何以故？盖热在肠胃之外，故秘，湿在肠胃之中，故溏。此当用东垣胜湿汤重加芩、连，少加五苓并二妙散、香连丸，斯湿热兼治之矣。有猛烈之火，丹溪所谓火盛不可骤用寒凉，须以生甘草兼泻兼缓。盖恐扑之而愈张，抑之而愈扬，惟和以养之，则猖狂自定，诚妙论也。又有爵火焉，爵火抑遏于脾土之中。东垣用升阳散火汤以汗①之，所谓"火爵发之"者是也。若真元真阴虚惫，皆不可发，慎之慎之！又有无名之火，一发即不知人，或狂言失志，或直视声鸣，或手足瘛疭，或目闭无言，或发数日而终者，或一发便脱者，或卧枕而逝人不及知者，既无经络之可寻，又无脉症之可据，即②《内经》所谓暴病暴死，皆属于火，非是之谓欤？或问：诸症皆敷明其理，而火症独谆谆千言不置，此何以故？予曰：江南之病，惟火十居八九，医者视为泛常，朦胧处治，乖谬殊甚。予经历此症数十年，故以躬行实践详着此论，以为后学引进云耳。有志深造者自有《素问》《难经》在焉。

黄连解毒汤（方见暑症）

白虎汤（方见瘟疫）

---

① 汗：原作"汁"，据《万病衡要·卷之二·火热详论》改。
② 即：《万病衡要·卷之二·火热详论》作"白"。

导赤散

治心热小便黄赤。

生地　木通　甘草　各等分，煎服。

三黄泻心汤

治心痞实热，狂躁面赤。

黄连　黄芩　大黄　各等分。

左金丸

治肝脏火实，左胁作痛。

黄连一两　吴茱萸五钱　粥丸，白术、陈皮汤送下。

泻白散

治肺火为患，喘满气急。

桑白皮　地骨皮　甘草各一钱

泻黄散

治脾家伏火，唇口干燥。

藿香二钱　山栀一两　石膏五钱　甘草三两　防风四两

益元散

治六腑有实火，上烦渴，下便闭，赤涩。

即六一散。

凉膈散

治火爝上焦，大热面赤。（方见中风）

三补丸

治三焦有火，嗌喉干燥，小便赤，大便闭结。

黄连　黄芩　黄柏　等分。

三黄丸

大黄　黄连　黄芩　水丸。

补中益气汤

治虚火冲发。

调中益气汤

治虚烦。（方俱见内伤）

君火，即心火。亢极宜以实火心经药处治，心火挟虚者，宜用后三方。

天王补心丹

宁心保神，益血固精，壮力强志，令人不忘。清三焦，化痰涎，降烦热，定惊悸，疗嗌干口苦，育养心血。

人参　玄参　杜仲　天冬　远志　熟地　百部　桔梗　丹参　柏子仁　五味　甘草　茯神　茯苓　麦冬　菖蒲　酸枣　等分，蜜丸弹子大。

安神丸

黄连一钱五分　朱砂　生地　归身　炙甘草各五分　为末，汤浸，蒸饼，丸黍米大。每服十五丸，食后津液咽下。

茯苓补心汤

当归　川芎　白芍　生地　茯苓

治相火方

大补丸

治肾火从脐下起者，肾火衰也。

黄柏炒褐色，为末，水丸。气虚，四君子汤下，血虚，四物汤下。

滋肾丸

治肾火起于涌泉之下。

黄柏十两，酒浸　知母六两，酒浸　炼蜜为丸。

坎离丸

生津益血，升水降火，明目清心。

芎、归　白芍　熟地　菊花　枸杞　黄柏　知母　炼蜜
丸如梧桐子大。

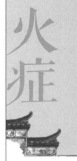

治燥火方

通齿汤（方见燥症）

八正散

治大便秘，小便涩。

大黄　瞿麦　车前各一钱　木通　萹蓄各八分　滑石二钱
栀子七分　甘草五分　灯心七根

润肠丸

治大便不通。（方见燥症）四物汤本方加桃仁、麻仁、郁李
仁。（方见中风）

治湿火方

羌活胜湿汤（方见湿症）

五灵散

治湿得便利，湿自去矣。（方见瘟疫）

二妙散（方见湿症）

香连丸

治矕火方

升阳散火汤

治食冷鬱①遏阳气于脾土之中。火矕则发之义也。火矕汤（方见矕症）

升麻　葛根　羌活　独活　人参　白芍各五钱　柴胡八分　防风二钱五分　甘草二钱　炙甘草三钱

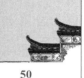

---

① 鬱：同"鬱"。阻滞。

欝症

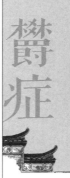

《内经》曰："木欝达之"，谓吐之令其条达也。瓜蒂散、盐汤探吐。"火欝发之"，谓汗之令其疏散也。升阳散火汤。"土欝夺之"，谓下之令无凝滞也。三承气汤、备急丸。"金欝泄之"，谓渗泄解表利小便也。麻黄葛根汤、小柴胡四苓散。"水欝折之"，谓抑之制其冲逆也。大补丸、滋肾丸。此治五欝之大旨也。丹溪曰："气血冲和，百病不生，一有拂郁，诸病生焉。"谓郁有六症，气、湿、血、痰、火、食也。气郁者，其状胸满胁痛，脉沉涩，治用二陈加香附、苍术、抚芎；湿郁者，周身走痛，或关节痛，阴寒则发，脉沉细缓，头重痛，治用升阳除湿汤；血欝者，四肢无力，能食，便血，脉沉濇①芤，治用四物加桃仁、红花、青黛、芎、附；痰郁者，动则喘，寸口脉沉滑，二陈加海石、南星、香附、瓜蒌仁，化痰丸；火郁者，目瞀，小便赤涩，脉沉数，二陈加栀子、青黛、香附、苍术、抚芎；食欝者，嗳酸，胸满，腹胀不能食，左寸②脉平和，右寸③脉紧盛，二陈加香附、苍术、山查、神曲、麦芽，保和丸。欝者，结聚而不散、不发越之谓，故

---

① 濇：同"涩"。下同。
② 寸：《苍生司命·卷二·郁证》作"手"。
③ 寸：同上。

治欝当以顺气为先，消积次之，通用越鞠丸、六欝汤。诸欝脉皆沉，沉则为欝，但兼血、气、痰、火、湿、食，芤、濇、滑、数、缓、紧之不同耳。欝在上则见于寸，欝在中则见于关，欝在下则见于尺。诸欝用药，春加防风，夏加苦参，秋冬加吴萸。凡欝在中焦，以苍术、抚芎开提其气以升之，假令食在气上，气升则食自降。

越鞠丸

通治诸欝。

香附　苍术　抚芎　栀子　神曲　等分，水丸菉豆大。

六欝汤

治诸欝。

陈皮一钱　半夏　苍术　抚芎各一钱二分　赤茯苓　栀子
香附　炙甘草　砂仁各五分　姜三片

气欝加乌药、木香、槟榔、紫苏、干姜，倍香附、砂仁。

湿欝加白术，倍苍术。

火欝加黄连，倍栀子。

痰欝加南星、枳壳、小皂荚。

血欝加桃仁、红花、牡丹皮。

食欝加麦芽、神曲、山查。

瓜蒂散

治木欝，（方见中风）及盐汤探吐法：烧汤，温服，探吐。

升阳散火汤

治火欝。（方见火症）

火欝汤

火欝者，内热外寒，脉沉数。

羌活　葛根　升麻　白芍　人参各七分　柴胡　甘草各三分　防风　葱白五根

大承气汤

土欝者，痞满燥实，脉来有力而实，宜用此方。（方见瘟疫）

备急丸

治土欝。

麻黄葛根汤

金欝者，喘满，脉浮。

麻黄　葛根一钱　赤芍　淡豉半勺

小柴胡汤（方见瘟疫）

四苓散（方见湿症）

滋肾丸

治水欝。（方见火症）

二陈汤

治气欝。

大补阴丸

水欝者，腰腹痛，足下热。

黄柏一味，炒褐色，丸服。

升阳除湿汤

治湿、痰、火、食四欝。

升麻　柴胡　防风　神曲　猪苓　泽泻五分^①　苍术一钱

陈皮　炙甘草　麦芽三分^②

食后温服。

四物汤加桃仁、红花

治血鬟。（方见中风）

---

① 五分：疑前缺"各"字。
② 三分：疑前缺"各"字。

痰症

痰者，津液所结，火炼成痰。盖无火之人，津液四布，滴入心泡，变赤则成血矣。惟有大热薰蒸，则津液炼成痰。轻者，治之，火渐降，痰渐消，血渐生，尤可安矣。重者，不生血而生痰，劳病是也。然痰症不同，有燥痰，有湿痰。湿者，燥之南星、半夏、苍术、枳实之类。燥者，润之瓜蒌、杏仁、贝母、花粉、海粉之类。大法：痰在上焦，宜涌吐，中焦宜解化，下焦宜攻利。当分虚实为急。虚者可补，如六君子，通治气虚生痰。四物汤加贝母，通治阴虚生痰。实痰可攻，如瓜蒂散吐风痰，益元散治酒热痰，保和丸攻食积痰，神术丸救痰饮，滚痰丸、化痰丸下诸痰。从齿门泄去，惟实人宜用，虚者悮[①]服，立殒。外有妇人欝怒，心火亢甚，津液生痰不生血，致肌烁不月。《要畧》谓：昔肥今瘦者，痰也，亦宜四物汤加开欝清心顺气之剂，稍兼化痰。总之治痰者，必以健脾为主，顺气为先，盖健脾则痰运，气顺则痰行。健脾补中用参苓白术散、八味丸，是治其本也。然须看痰火孰急。火盛先治火，痰盛先治痰，但不可亏损其真气，致难收功。丹溪云：痰在胁下，非白芥子不能达。痰在四肢，非

---

① 悮：同"误"。下同。

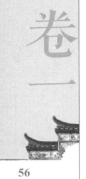

竹沥不能行。脉浮当吐，二陈汤管一身之痰，咸致论也。又曰：治痰用利药过多，致脾气虚，则痰易生反多。又曰：虚弱人中焦有痰，胃气亦赖以养，不可尽攻，尽攻则愈虚而愈剧，又不可不知其他症变多端。王隐君论议备悉，学者最宜潜玩。枳实泻痰，有冲墙倒壁之功。黄芩治痰，假其下火也。天花粉大能降上膈热痰。海粉能降热痰，能燥湿痰，能消顽痰。师云：痰火日久，脉气渐虚。医家用参芪以助元气，脉愈虚涩，甚至加促，倦弱益甚，此其故何哉？细思其故，脉属于血，气以鼓之，古"衇"字以"血"字在旁，意可想见。今痰火日盛，血液渐衰，火助阳旺，阴气将竭，用参芪则阳愈盛，阴愈虚，脉遂或濇或促或微或代，医不察理，坚用补阳之剂，危亡立待，或有延捱数月，终难收功。

诸症挟痰歌

水谷消磨气血成，滋荣脉络壮元精，七情四气时冲逆，脾胃旋伤惰运行，胃口从兹留宿饮，致令精液作痰凝，因而随道皆壅塞，却是痰涎滞在经，或痒或麻或痛痹，或留肌膜结瘤瘿，皮间肿痛燔如火，心下寒疼冷似冰，流入胁稍成癖积，行成髀箭作酸疼，或如棉絮如梅核，或若桃胶蚬①肉形，吐不出而咽不下，分明鬡积在胸间，或为喘满心嘈杂，呕吐痰涎碧甸清，攻上头时眩运倒，眼瞒目禁耳中鸣，嗌喉闭塞

---

① 蚬（xiǎn 显）：软体动物。此处形容咽喉中有物如蚬肉一样。

牙关紧，嗳气吞声呕逆频，夜卧不安奇怪梦，游风肿痛并无名，怔忡健忘时惊怖，颠走痴呆不识人，久泻肠枯形积垢，中风瘫痪失声音，女人白带男儿浊，经血愆期赤白淋，茬苒做成痨瘵病，风痫瘾疹手挛筋，遍身习习如芒刺，一线寒穿背脊心，如斯怪异延缠病，都是痰涎里面生。盖痰为患，在心经则昏冒不知人，在肝经则胁胀眩运，在脾经则成泄泻，在肺经则喘不休，在肾经则骨软腰怠[1]。

二陈汤

治湿痰，管一身之痰。（方见中风）

六君子汤

治气虚生痰。

四物汤

治阴虚生痰。

瓜蒂散

治风痰。

天水散

治酒痰。

即六一散。

保和丸

治食积痰。（方见内伤）

---

[1] 骨软腰怠：原文后有"骨软腰怠"四字，当为衍文，故删。

神术丸

治痰饮。

苍术一斤，米泔水浸　生芝麻五钱，用水二小钟，研细，取汁
大南枣十五枚，去核，用肉　苍术焙干，为末　后用芝麻浆及枣肉
和匀，如梧桐子大。

滚痰丸

治湿热食积，成窠囊老痰。

大黄　黄芩各半斤　沉香五分　礞石一两，炒黄

上细末，滴水丸，黍米大，每服四五十丸，度人强弱，
加减丸数。

化痰丸

南星　半夏　蛤粉　贝母　瓜蒌　香附　杏仁　青黛

上以前六味研细，宜用去皮皂角捣碎，浓煎汁，擂杏仁
泥，以姜汁和，蒸并丸如菉豆大，再用青黛为衣，每服五十
丸，姜汤下。

润下丸

治上吐痰，下泻痰。

陈皮一斤，去白，盐水洗　甘草二两，炙　丸如菉豆大。

参苓白术散

八味丸

治肾经痰。

熟地　山药　山萸各四两　茯苓　泽泻　丹皮　附一钱
桂　炼蜜丸如梧桐子大。

三子养亲汤

治年高痰盛气实。

苏子　白芥子　萝卜子　煎服。

清气化痰丸

治痰火通用。

陈皮　杏仁　枳实　黄芩　瓜蒌　茯苓　胆星　制半夏

姜汁为丸。

黄芩利膈丸

生黄芩　炒黄芩　半夏各一两　泽泻　黄连　胆星　枳壳

白术　陈皮各五钱　白矾一钱

上为细末，汤浸蒸饼，入姜汁，丸如梧桐子大，每服一

钱二分，萝卜汤下。

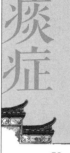

咳嗽

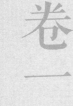

卷一

60

《内经》曰：秋伤于湿，冬生咳嗽。河间曰：咳，谓无痰而有声，肺气伤而不清也；嗽，谓无声而有痰。脾湿动而生痰也；咳嗽谓有声而有痰，盖因伤于肺气，动于脾湿，咳而且嗽也。然嗽症不同，有因风寒暑湿之邪伤肺而嗽者，此外因也，必显症于外，鼻塞声重恶寒是也。治法：因风寒嗽者，三拗汤加知母。脉浮大有热，加黄芩、生姜。喘嗽遇冬则发，此寒包热也。解表则热自除，感冷则嗽者，膈上有痰，二陈汤加枳壳、黄芩、桔梗、苍术、麻黄、木通、生姜。有郁火于肺而嗽者，有声无痰面赤是也，俗名为干咳嗽，难愈。治法：夏月火炎上嗽最重，宜用芩、连、栀子。上半日嗽多，胃中有火，知母、石膏降之。午后嗽多者，属阴火盛，四物加知母、黄柏、麦冬、五味。黄昏嗽多者，火气浮于肺，不宜用凉剂，五味、五倍，敛而降之。早晨嗽多者，此胃中有食积，至此时火气流入于肺中，宜知母、地骨皮清之。有湿痰嗽者，嗽动便有痰声，痰出嗽止是也。治法：用二陈汤加南星、贝母、竹沥、海石、海粉、青黛、瓜蒌。痰因火动，逆上作嗽者，先治火，宜栀、柏、芩、连。后治痰，用前药，通用清气化痰丸。有阴虚嗽者，其气至下而上，多重于夜分是也。治宜四物合二陈，顺而下之，加栀、柏尤佳。有劳嗽者，盗汗出兼痰多，作寒热干嗽，声哑，痰中有血丝红点是也。治宜补阴清肺。嗽而痰中带红点者，四物汤加知、柏、五味、人参、麦冬、桑皮、地骨皮。阴虚劳嗽，通用百部、欵①花、紫苑、百合、沙参、麦冬、五味、知、柏、芩、芍、生地。内热骨蒸加地骨、丹皮。又有肺胀嗽者，动则喘气急、息重是也。肺因火伤，遂欝遏胀满，治主收敛，用诃子为君，佐以香附、海粉、青黛、杏仁之类。咳嗽，左不得眠者，肝胀。宜小柴胡加青皮、白芍药、川芎、当归入嗽药。右不得眠者，肺胀。宜桔梗、枳壳、瓜蒌、黄芩、甘草，少入青皮、白芍。以上二症皆难治，嗽而胁痛者宜用青皮疎肝气。有因火盛久嗽成肺痈肺痿者，则云门、中府作痛，吐咯脓血臭秽不可近是也。治痈用丹溪桔梗汤，治痿宜养气养血清金，用丹溪、海藏紫苑汤、知母茯苓汤。大抵咳嗽有痰居多，治嗽者，当以治痰为先，治痰者，当以顺气为主。故以南星、半夏利其痰而嗽自愈，枳壳、橘红顺其气而痰饮自除。凡诸嗽须分新久用药，如肺虚久嗽，加五味子、欵花、紫苑、兠②铃之类补之。若肺实有火邪者，宜桑皮、花粉、片芩、杏仁、枳壳、桔梗之类泻之。夏月嗽而发寒③热者，谓之热嗽。小柴胡加石膏、知母。冬月嗽而发寒热者，谓之寒嗽。小青龙加杏仁。凡嗽，春是春升之气，夏是火炎于上，秋是湿热伤肺，冬月风寒外束，用药发散之后，必以半夏等药逐其痰，庶不

---

① 欵：同"款"。下同。
② 兠：同"兜"。下同。
③ 寒：原阙，据《苍生司命·卷三·咳嗽》及下文"冬月嗽而发寒热者"补。

再作。

伤寒有水结胸嗽者，宜小青龙、小半夏、茯苓汤。嗽脉宜浮滑，忌弦数细濇。

伤风寒咳嗽，七日内必大嗽，七日后必生清痰，痰稠吐出则嗽方愈。风寒的方，可用三拗汤加桔梗、紫苏。

产妇伤风嗽，治宜驱风散邪，带表四物汤。如风邪未[①]尽即行补法，令嗽不止，久久成劳则难治矣。

劳嗽，上嗽下泄，一用嗽药，嗽虽止则泻又盛，服香连丸，泻虽止又复嗽盛，其故何也？盖肺与大肠为表里，此脏腑俱病，不可兼治者死。

久嗽肉脱者，用嗽药多不效，补中健脾则嗽止，此子虚补其母，以脾主肌肉，病有本而标之之意也。然病多不救。经曰：大肉已脱，九候虽调，尤死是也。

阴虚火动，发而为喉痹者，哑者不治，嗽而大便泄者，难治。嗽而发热不止者，难治。

新嗽易愈，久嗽难愈。所以难愈者，由病邪传变而入深也。

肺痈作痛，肺痿不痛。痿病[②]重而痈病稍轻，俱难治。

二陈汤、四物汤（方俱见中风）

清气化痰丸（方见痰症）

---

① 未：《苍生司命·卷三·咳嗽》作"已"。
② 痿病：《苍生司命·卷三·咳嗽》作"痿甚"。当从。

小柴胡汤

治肝胀嗽，加青皮、白芍、芎、归。（方见瘟疫）

三拗汤

治风寒嗽，亦治水结胸嗽。

麻黄　杏仁　甘草

风寒加知母，脉浮大有热，加片芩。

喘嗽遇冬则发方

此寒包热也，解表则热自除。

枳壳　桔梗一钱[①]　麻黄　防风五分[②]　甘草　陈皮　紫苏
木通　黄芩各七分

严寒去芩加杏仁五分。

琼玉膏

治干咳嗽。

生地四斤　茯苓十二两　人参六两　白蜜二斤　四共熬成膏。

补肺汤

治咳嗽肺虚。

人参　黄芪　五味　紫苑　熟地　桑皮　加龙眼四枚
煎服。

润肺汤

治嗽而失声。

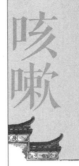

---

① 一钱：疑前缺"各"字。
② 五分：疑前缺"各"字。

诃子　五味　甘草　黄芩

人参清肺散

治痰嗽，嗌①干，声不出。

人参　陈皮　半夏　桔梗各一钱　麦冬　五味十粒　茯苓　桑皮　知母　骨皮五分　枳壳　杏仁　黄连八分　欸花七分　贝母一钱五分　姜片三片

桔梗汤

治肺痈咳嗽，脓血，嗌干，小便赤，大便涩。

桔梗　贝母　当归　瓜蒌　枳壳　桑皮　薏苡　防己一钱　甘草节　杏仁　百合五分　黄芪一钱　姜一片　大便秘加大黄一钱，小便赤加木通一钱。

海藏紫苑汤

治咳中有血，虚劳肺痿。

人参　茯苓各一钱　紫苑　阿胶各五分　知母　贝母各一钱五分　桔梗　甘草　五味　莲肉四个

知母茯苓汤

治咳嗽不已，往来寒热，自汗肺痿。

茯苓　甘草　知母　五味　人参　薄荷　半夏　柴胡　白术　欸花　桔梗　麦冬　黄芩　川芎　阿胶四分　加姜二片

小青龙汤

治水结胸，干呕发热而喘咳。

---

① 嗌（yì义）：咽喉。

卷一

64

麻黄　防风二钱　细辛　干姜　甘草　桂枝　五味　半夏

温肺汤

治肺感伤邪，咳嗽吐痰。

陈皮　半夏　五味　干姜　桂心　杏仁　细辛　阿胶
炙甘草　加姜三片　枣二枚

温服此方，冬月寒冷之时，触冒寒邪而未郁热者，极效。
如久咳嗽郁热者，切不可用。

芥子散

治小儿咳嗽。

白芥子五钱　橘红　胆星　香附各二钱五分　枯芩　青黛
麻黄各二钱　杏仁三钱　苏梗　桑皮　贝母各一钱五分　萝卜子
三钱五分　朱砂为衣

三仙丹

治男、妇久嗽不止。

柏枝　槐子　生矾　等分，为末，面糊丸如桐子大，每
服百丸，临卧，冷茶下。

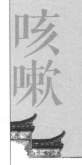

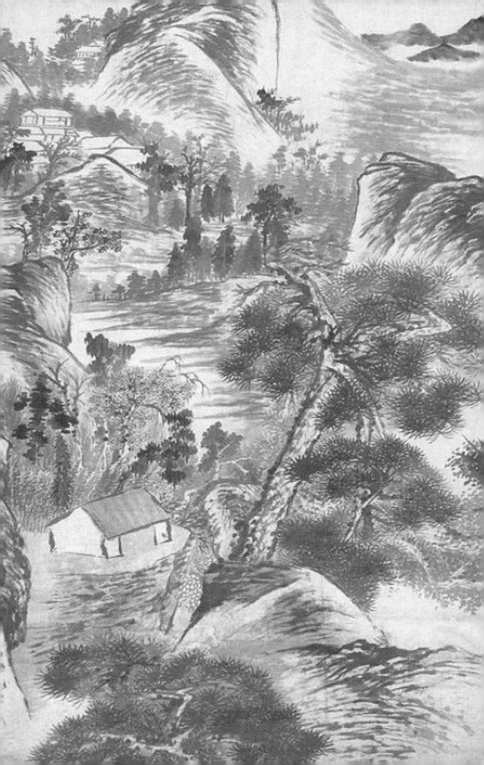

房劳辛苦之人，房庭重病者。若看病与伤寒相似，但念宜解表里。传经与伤寒相似，大法表里传经与伤寒相似，先看病者两目眦盛血丝，以验里热浅深。若看热重症，则紫黑颇黑，除舌胎稍轻，又以验之尤灼。

此法有伤寒无病者，分别表里经络，次按小便。若小便不利而渴者，必发黄。若小便自利，则是畜血之症，宜下瘀血。焦，若见伤寒赤然，初得病一二日，自寿分至夏至，天气已渴者也。初得病一二日，见太阳证便泻渴者，宜温热，若不渴者，宜小柴胡去参合四苓散。玄明粉乃急药也。

五苓散去人参去桂黑，又以热之极灼。脾肺肋间，其有无痛处，分别表里经络，以验里热浅深。利否，五苓散。若小便自利而渴者，宜下瘀血。

端。

心火。病渴一起即泻者，是热症入阳明，宜五苓丸。白虎汤，三黄石膏加减用之。赤眼入阳明，宜五苓丸。白虎汤，三黄石膏加减用之。胃火。

此邪见于头，多在两耳前后出。此法大不宜药渴者，宜参贰朮温补之。所谓此法大不宜药渴者，宜参贰朮温补之。自汗大甚者亦宜下。

小儿斑疹并出。中策复于身温者佳，中策复于身温者佳。治法大不宜药渴。

丹溪曰。宜补宜汗。宜大承气汤，发狂谵语者，宜调胃承气汤下之。

盖人参败毒散乃治风药，少阳为邪，此病自斑发热者，宜升葛根分解。瘟疫渡一二日即便泻者，葛根天水散之类。白虎汤。纽血。自汗大甚者亦宜下。蜜渡有气血虚。

大头病，发狂谵语者，用羌活酒黄连各四黑当归用之。又用小柴胡去参合四黑当归用之。自汗大甚者亦宜下。瘀血。渴证亦宜下。

初忌发汗解表，初着病亦宜药渴。

此法有伤寒无病者。阳明发便溏而渴者，宜温热，若不渴者，宜小柴胡去参合四苓散。玄明粉乃急药也。当视其肿在何部分，随经治之。阳明为邪，初着病亦不知。

大抵此法少阳为邪，此外恶热之证，但理檐纹，又伤阴气，败血积聚。斑疹首尾，有时气，有温毒症。秘则宜疏。斑疹首尾俱不可下，当外伤寒出，若内伤症亦血，则中肖壅气，赤斑。热则咽痛，阳症发斑黄印。阳症发斑黄印，阳明二缠常得明。秘则伤寒疏，苟胃热盛失下，则中肖壅气亦血，故胃热被下，则胃火亦息。二斑疹首尾总宜下，令欲下。

则胃热不得泄，此以五脏六腑之气皆由胃发，此以五脏六腑之气皆由胃发，此以五脏六腑之气皆由胃发，九疾一生。又云。下之早则热象入胃，不几胃热重蒸，卫入少阳则助心火而成斑，何背驰之有，故又云，斑疹首尾总宜下，令欲下。

软。予曰。胃者土也，五脏六腑之气皆由胃发，故胃者土也，五脏六腑之气皆由胃发，故胃热，失下则胃气壅，斑疹二症亦随泯矣。

卷二

哮喘

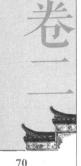

　　肺为五脏华盖，主持诸气，肺气受伤，呼吸之息不得宣通，则哮喘之病生焉。哮以声响言，喘以气息言。喘促喉中如水鸡声者，谓之哮。气促而连续不能以息者谓之喘。喘有虚实，皆由痰火内郁，风寒外束而致。风寒外束而喘者，此外感有馀，脉多浮大，宜解表而喘自除，九味羌活加减。有风痰上逆作喘，喘动便有痰声，脉多浮滑，治先降气，气降则痰清，二陈加痰药。有火炎上喘者，乍进乍退，得食即减，食已即发，此胃中有实火，膈上有稠痰，有馀之喘也。脉洪数疾，二陈加芩、连、栀子，不可作胃虚，妄投燥热药。有阴虚者自脐下①火起，上逆而喘，脉弦数细，四物加知②、柏、芩。有气上逆而喘者，苏子降气汤。气虚及病久者，脉软弱无力，宜补中益气，六君子汤或五味子汤加白术，或生脉散加阿胶。气实因服补药而喘者，三拗汤。有水逆作喘者，脉沉濇，宜小青龙、半夏汤。但气虚发喘，必自汗出，阴虚发喘者，疾行则喘甚，静坐则喘息，此秘验也。凡人喘未发时，以扶正气为主，已发以攻邪为主。哮喘专主于痰，实者宜用

---

① 下：《苍生司命·卷三·哮喘证》作"上"。
② 知：《苍生司命·卷三·哮喘证》作"栀"。

吐法，亦有虚而不可吐者。治哮必使淡滋味，不可纯用寒凉药，必兼散表，用青州白丸子有效。又有短气不足以息者，似喘但有虚有实，不可作喘治，虚者宜六君子加五味、麦冬，实者痰气阻碍，导痰汤。肾虚不能摄[1]气者，补肾丸。《金匮要畧》云：短气不足以息者，实也，此言痰实。《内经》曰：言而微，终日复言者，此气夺，也是主虚言。

凡遇喘有数症不治者，上喘下泄者死。两寸脉下陷者死。喘疾危笃，鼻出冷气者，此肺绝也，死。身汗如油，喘而不休，此亦阳气脱也，死。若上喘而小便自利者亦死。

前喘症，风寒外束，风痰上逆，火盛炎上，阴虚发喘，气上逆而喘，水逆作喘。喘病每年至寒即发，此为常病，不可峻攻，须以疏风散表治之。

九味羌活汤

治外感风寒发喘。（方见瘟疫）

二陈汤

治痰壅作喘。（方见中风）

四物汤

治阴虚喘。

苏子降气汤

治气上逆而喘。

当归　前胡　厚朴　陈皮　甘草　半夏曲　苏子　姜三片

---

① 摄（shè 射）：古同"摄"。

枣二枚

六君子汤

治气虚发喘。（方见中风）

三拗汤

治气虚悮服补药发喘。

小青龙汤

治水逆喘。（方俱见咳嗽）

小半夏汤

治胃虚喘。

人参　五味　麦冬　杏仁　陈皮　生姜

生脉散

治久病气虚喘。

青州白丸子

治哮。

半夏七两　南星三两　白附子二两　川乌五钱，去皮脐，生用

上末以绢袋盛之，井水摆渣尽为度，置磁盆中日晒夜露。春晒五日，夏三，秋七，冬十日。去水晒干，候至饼，研细，以占米糊丸，如菉豆大，每服十丸至十五丸止，姜汤下，不拘时服。如瘫痪风湿，酒下。若小儿惊风及发哮，或用薄荷或荆芥汤下三五丸。

导痰汤

治痰阻短气。

补肾丸

治肾虚短气。

磁石　兎丝子^①二两　五味子　熟地　枸杞　楮实子　覆盆子　肉苁蓉　车前子　石斛　沉香　青盐

上末，炼蜜丸如桐子大。

定喘汤

治肺虚感寒气逆，膈热，作哮作喘。

白菓二十枚炒黄　黄芩　杏仁一钱五分　桑皮　苏子　甘草　麻黄　半夏　欵花一钱　姜二片

治小儿哮方

鸡一个，入蜗牛二条在内，以纸封口煨熟，待盐油化尽，与服数十丸即愈。

治哮喘神验方

天麻　桔梗　防风　半夏　枳壳各七钱　朱砂一钱五分　青礞石火炼存性　雄黄二钱　胆星一两　巴豆霜五分, 去油

上末，清水丸粟米大。小儿每用三分，大人七分。姜汤下，忌猪油。

---

① 兎丝子：同"兔"。今统用"菟丝子"。

疟症

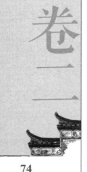

疟者，虐也。寒热令人难当，故以疟名。《内经》曰：疟之始发也，阳气并①于阴，则阳虚而阴盛。外无阳气，故先寒慄也。阴气逆极，则复出之阳，阳与阴并之于外，则阴虚而阳实，故先热而后渴。又曰：卫气者，昼行于阳，夜行于阴。邪气得阳而外出，得阴而内薄，内外相搏，是以日作。其间日而作者，何也？其邪气之舍深，内搏于阴，阳气独发，阴邪内着，阴与阳争不得出，是以间日而作也，故先伤于寒，后伤于风，则先寒而后热，名曰寒疟。先伤于风，后伤于寒，则先热而后寒，名曰瘟疟。其但热而不寒者，阴气内守，阳气独发，则少气烦冤②，手足热而欲呕，名曰瘅疟③，此《内经》言。得疟之由，临发之故，昭着详悉。然此得指风寒二症言之，后世嗜欲日滋，故于风寒之外，又有暑疟、有痰疟、有热疟、有食疟、有虚疟、有湿疟、有痎疟④、有牝疟⑤。暑疟者，脉虚，身热，面垢，背恶寒，多汗，清暑益气汤、人参香薷饮、天水散。痰疟者，发时便见痰声，或咳嗽，或

---

① 并：兼也。合并之义。下同。
② 烦冤：冤，同"冤"。烦冤，指中气抑郁不伸。
③ 瘅疟：病名，但热而不寒之证。
④ 痎（jiē接）疟：病名，指经年不愈的疟疾。
⑤ 牝疟：病名，疟疾之多寒者。

涌喘，二陈汤、四兽饮加黄芩、柴胡、贝母、苏子等药。热疟者，独热不寒，频渴频饮，烦燥如狂，黄连解毒汤、三黄石膏汤，小柴胡去参加白虎汤。食疟者，见食即恶，中焦闷嚼不舒，必从饮食得来，橘半枳术大安丸，或大安丸作汤加人参、黄芩，柴胡最当。虚疟者，怠惰嗜卧，不喜食，呕吐、自汗，补中益气汤倍柴胡，调中益气汤倍白术。湿疟者，寒热身重，骨节烦痛、胀满、自汗、善呕，因汗出复浴，湿含皮肤，羌活胜湿汤、苍术柴胡五苓散。痰疟者，老疟也，或经数月，或历数年，或血气大虚，或痰饮阻隔，或疟母痞块，虚者补之，痰者化之。痞块者，鳖甲散加补药以消之。牝疟者，寒多不热，但惨戚振慄，病以时作，此则多感阴湿，阳不能制阴也，河间苍术汤、浆水汤主之。其先寒后热者，则用加减青皮饮；先热后寒者，则用柴胡加减桂姜汤。瘅疟者，即热疟也，治亦同法。其前疟症，有夜发及薄暮发者，此病在阴分，必用血药，渐到阳分方愈。丹溪曰：无汗要有汗，散邪为主带补，有汗要无汗，补正气为主带散，疟家渴用生地、麦冬、花粉、牛膝、知母、黄柏、干葛、生甘草，甚则加石膏一钱。又曰：痰疟三日一发，阴经受病也，其病难愈，必先与参、术、陈皮、白芍等剂，佐以本经引用之药。若得汗而体虚，又须重补，俟汗通身过委中，方是佳兆。东垣曰：夏月天气上行，秋月天气下行，治者当顺天道。如先寒后热，太阳阳明合病，白虎加桂也，此天气上行，宜用之。若天气下行则不宜泻肺，宜泻命门，相火则可矣。二人之言至理存焉，学者宜详味之。

疟症附列

疟症先热后寒者，何也？疟之寒热，皆由冬月外中风寒邪气，沉^①于皮肤，藏于骨髓，至夏秋暑热，脑髓烧^②灼，腠理开通，邪气自汗而出，出则阴虚阳盛，故大热也。邪气复入则阳虚阴盛，故大寒也。疟症，先寒后热者，何也？邪气搏于阴中，荣气虚则卫气入，卫气入则腠理空疎，阳陷阴中，故肌肉为先寒也。邪正交争，则体战慄而寒，然邪终不胜正，故卫气挟荣气，邪气复居腠理，阴从阳出，由是混淆而成大热也。终则三气各舍其位，潎然^③汗出而疟解矣。即亢则害，承乃制之义也。瘅疟但热而不寒也，原感邪气藏于皮肤分肉之间，内不入于阴中，阳气独发故也。痎疟者，荣卫俱病，中气极虚，故难愈。凡疟一日一发、二三日一发者，平人。卫气日行于阳二十五度，夜行阴二十五度，受邪轻则正气未虚而行稍缓，日与邪气会遇，遇即发作矣；受邪甚则正气伤位而行迟，二三日始得一会，故隔日发也。发即汗出，为中虚宜补^④，终日无汗，为邪实且^⑤解表。

---

① 沉:《苍生司命·卷三·疟证附别》作"凑"，《万病衡要·卷之二·疟证附别》作"沦"。

② 烧:《苍生司命·卷三·疟证附别》作"销"。

③ 潎（jī集）然：迅疾貌。

④ 宜补:《苍生司命·卷三·疟证附别》作"宜补并发"，《万病衡要·卷之二·疟证附别》作"宜补益发"。

⑤ 且:《万病衡要·卷之二·疟证附别》作"宜"。

似疟数症

有虚损劳瘵似疟者，每日午后恶寒发热，至晚亦得微汗而解，脉必虚濡而数不大弦为辨耳，治当滋阴药。伤寒病八九日如疟状，阳明病，日晡发热似疟，少阳往来寒热似疟，各随本经病治，不可紊同乱治。

戴氏曰：寒热发作有期者，疟也；无期者，杂病也。学者不可不辨。妇人热入血室，其血结寒热似疟，又有伤食，有脚气，皆发寒热似疟也。此外又有血气两虚之症，其初发似疟。初间隔二三日一发，渐二日一发，再一日一发，剧则一日二三发。此病方书不载，亦无治法，病者多不救。惟《内经》上列之。帝曰：大热，复恶寒发热，有如疟状，或一日一发，或间数日发，其故何也？岐伯曰：胜负之气，会遇之时，有多少也。阴气多而阳气少，则其发日远；阳气多而阴气少，则其发日近。此胜复相薄①，盛衰之节，疟亦同法。

加减清脾饮

治先寒后热。

白术　茯苓　半夏　柴胡各一钱　知母　青皮　陈皮　黄芩各七分　厚朴　草果各四分　甘草　姜三片

凡治瘅，同此方，去厚朴加石膏一钱五分。

加减柴胡桂姜汤

治先热后寒，寒多热少，或独寒不热者。

---

① 薄：搏击，拍击。

柴胡　茅术　川芎各七分　黄芩　牡蛎各六分　花粉五分
甘草　桂枝　干姜各三分　姜三片　枣二枚

四兽散

治气虚痰饮结聚者。

陈皮　半夏　茯苓　甘草　人参　白术　草菓　乌梅
姜三片　枣二枚　盐少许入煎药。

有汗要无汗方

人参　白术各八分　黄芪生用一钱　归身　酸枣七个　升麻
三分　柴胡四分　黄芩六分　陈皮五分　五味　甘草　麻黄根

无汗要有汗方

柴胡　葛根一钱　苍术　川芎　黄芩　知母七分　石膏一
钱二分　青皮七分　升麻　甘草　姜三片

治疟夜发方

柴胡　黄芩　人参　甘草　半夏　青皮　麦冬　川芎各七
分　归身八分　生地五分　白芍一钱　姜三片　枣二枚

治瘅疟方

凡疟独热不寒，大热大渴，夏秋多此病。

知母　麦冬　花粉　葛根各七分　黄芩　生地　柴胡　牛
膝各五分　石膏一钱二分　粳米二钱

截疟通用方

常山一钱五分　槟榔一钱　丁香五分　乌梅一个　知母七分
酒一杯，入药浸一宿，次早饮下。

又方

截疟通用。疟发于阳分上午作者，此方验。

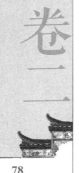

丁香　槟榔　陈皮　恒山　酒一杯，浸一宿。次早用滚水煅^①熟，去渣服。不可至灶上煎。

加减补中益气汤

治久疟，间一日二日三日一发者。人虚不可用劫法，以制此汤兼清兼补。

人参　黄芪　白术　当归　升麻　陈皮　青皮　乌梅
柴胡　甘草　姜二片　枣二枚

治虚疟验方

人参　白术　茯苓　白芍　柴胡　黄芩　青皮　陈皮
槟榔　常山　泽泻　贝母　甘草

治久疟方

何首乌　青皮各一钱　水、酒各半煎服。

治久疟脾虚神验方

白术八两，土炒黄　陈皮一钱

研末，粥丸。大人服三钱，小儿减半，即愈。

傅山翁治虚疟神方

人参白术与黄芪，白芍青皮及陈皮，槟榔草果乌梅贝，虚疟一帖似神医。

治久疟方

过下午发热者验。

柴胡　知母各三钱　当归一钱　陈皮

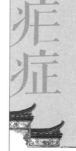

---

① 煅（xiā虾）：火气盛。

如阴虚甚，加何乌一钱。未发，预二时热服。

又方（曾验）

柴胡　泽泻　胡麻子　生姜

又方

柴胡　白术　黄芩　藿香各二钱五分　草果三钱五分　乌梅七个　升麻四分

酒、水各一钟，日未出时服。

又方

砒霜一钱　菉豆四十九颗

研末，和匀。大人每服八厘，小人五厘，无根水下，即吐为妙，不拘久远全愈。

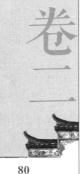

霍乱

　　霍者，挥霍眩运；乱者，心神撩乱。其症由外有所感，内有所伤，阴阳乖隔，以致心腹疼痛，呕吐下利，增寒壮热，头痛眩运，治法当分寒热，在渴于不渴别之。渴而多饮水者，此热与暑也，治宜五苓散、益元散、香薷饮、桂苓甘露饮。不渴不饮水，冬月感寒及夏月多食瓜果生冷者，此寒也，治宜理中汤丸，甚者加附子。内伤挟外感，增寒壮热者，治宜五积散。痰裹食者，治宜二陈汤下保和丸。邪在上焦则吐，邪在下焦则泻，邪在中焦则吐泻兼作。此湿霍乱，易治，以所伤之物尽出故也。干霍乱者，欲吐不得吐，欲泻不得泻，心腹疼痛，所伤之物不出，壅闷正气，关格阴阳，其死甚速，急用吐法救之。治霍乱，通用六和汤、藿香正气散。转筋属血热，四物汤加黄芩、红花、苍术、木瓜、南星；若转筋入腹及通身转筋者不治。上吐下利、躁扰烦乱者，方可谓之霍乱。若止见呕吐而利，不烦乱经，止谓吐利，非霍乱也。霍乱，慎勿与谷食，虽米汤一呷①，下咽即死，必待吐泻止，过半日，饥甚，方可与稀粥少许以渐将息，不若，芦积丸为妙。

---

① 呷（xiā 虾）：小口地喝。

五苓散

治热多欲饮水者，阳邪也。（方见瘟疫）

益元散（即六一散）

香薷饮（方见暑症）

桂苓甘露饮

桂心　人参　黄芪　茯苓　白术　滑石　甘草　葛根　泽泻　石羔　木香　寒水石

理中丸

治寒犯太阴经，腹满吐泻，霍乱寒多不饮水。

人参　白术　干姜　炙甘草　等分，为末，蜜丸如弹子大，每服一丸，滚汤下。

五积散

治外感内伤，增寒壮热。

麻黄　白芷　陈皮　厚朴　桔梗　枳壳　川芎　茯苓　当归　苍术　肉桂　白芍　甘草　半夏　干姜　姜　枣　葱白　煎服。

二陈汤

治痰盛眩运。（方见中风）

保和丸

治伤食吐利。（方见内伤）

六和汤

治霍乱吐泻不止，转筋。

白术　甘草　半夏　砂仁　杏仁　人参各五分　赤苓　藿

香　扁豆　木瓜各一钱　厚朴二钱　香薷一钱，冬日不用　姜三片
枣二枚

藿香正气散

治内伤外感霍乱。（方见内伤）

四物汤

加酒芩、红花、南星、苍术，治霍乱转筋。

四生散

治中气不和，吐泻霍乱。

陈皮　藿香

救干霍乱方

用生姜煎浓汁，少加炒盐，滴桐油数点，频频灌下二三
碗，用鹅毛选吐，如不吐，急用瓜蒂散吐之，若终不吐，用
备急丸通之，庶几可生，稍怠缓，立亡可待。

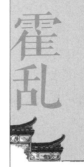

泄泻

按人之身，贲门为胃上口，水谷自此入于胃，幽门为胃下口，水谷滓秽自此入于小肠，小肠一十六折，水谷赖以缓行，阑门为小肠下口，水谷自此秘别，分秽为浊入大肠，分水为清入膀胱。若水秽不分，清浊不别，则皆入大肠，而为泄泻，此泄泻之由也。经云：湿胜则濡泄。又曰：暴注下迫，皆属于热。又曰：诸病上下所出水液澄澈清冷，皆属于寒。又有夏月受暑而为水，泻者亦热之类也。戴云：凡泻水，腹不痛者，湿也；完谷不化者，气虚也；腹痛，泻水，肠鸣，痛一阵，泻一阵者，火也。或泻或不泻，或多或少者，痰也；腹痛甚而泻，泻后痛减者，食也。泄泻亦是急症，但暴泻为轻，久泻为重。暴泻元气未衰，湿者散之，羌活胜湿汤、五苓散；火者清之，香连丸、清六丸；寒者温之，理中丸或加附子；虚者实之，钱氏白术散、参苓白术散；痰者化之，清气化痰丸；食者消之，保和丸、枳实导滞丸。辨之精，治之当其效立见，故暴泻为轻也。若夫久泻，上亡津液，下损脾胃，补之则热增，濇之则胀极，分利之则虚甚。甚则成脾泄，五更定泻数次，衰老虚弱之人多致不救，故久泻为重也。遇斯疾者，须急治之。凡治泻，多用丸药，并用散以实脾土，土实则能制水也。泻脉：凡泄注，脉缓微小者生，浮大急疾者死。与痢疾同看，前症有六：湿、气虚、火、食、痰、寒。

羌活胜湿汤

治湿胜濡泻。（方见湿症）

五苓散（方见瘟疫）

香连丸、清六丸（俱治火泻）

天水散

一料加红曲五钱，汤浸，蒸饼，丸。

理中丸

治寒泄，重者加附子。

钱氏白术散

治脾虚作泻，宜实之。

人参　茯苓　白术　甘草　藿香　木香　干葛

参苓白术散

治虚泻。

补中益气汤

治气虚作泻。

清气化痰丸

治痰泄。

二陈汤、保和丸、枳实导滞丸（方见内伤）

六和汤

内加消药，俱治伤食作泻。（方见霍乱）

治痛泄方

白术　芍药各二钱　陈皮一钱一分　防风一钱

戊己丸

治胃经受热，泄泻不止。

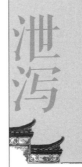

黄连十两　吴萸　白芍各二两　面糊为丸，如梧桐子大。

胃苓汤

治夏秋脾胃伤冷，水谷不分，泄泻不止，纯泻水者更宜，亦治湿盛泄泻。

苍术　厚朴　陈皮　甘草　白术　茯苓　猪苓　泽泻　桂
加姜、枣。

术附丸

白术二钱　附子五分　甘草一钱　姜二片　枣二枚　空心服。

桂苓甘露饮

治夏月伤暑作泻。（方见霍乱）

香薷饮

亦治暑泻。（方见暑症）

五味子散

治肾虚子后作泻。盖肾主二便，开窍于耳，或阴受时于亥子，肾藏虚，故令子后泻也。

五味子二两　吴萸五钱，炒

上末，每服二钱，陈米汤下。

二神丸

治脾肾二经俱虚，泄泻不止。

破故纸四两，炒　肉豆蔻二两，煨　为末，枣肉四十九个，姜四片，同煮，枣烂，去姜留枣，研膏入药。和丸，空心，盐汤送下五十丸。

四制白术散

治脾泄。

白术一斤　米泔水浸软，咀片，分作四分，一分用白豆蔻仁炒，一分用破故纸炒，一分用五味子炒，俱以炒干为度。拣去同炒药，将白术研极细，用陈苍子、莲子作粉打糊为丸，如梧子大，量服。

雄猪肚丸

治脾泄。

白术四两，土炒　莲子一斤，去心、皮　雄猪肚（不下水者）

将白术、莲子共研细末，量猪肚大小，去油，净，装药入肚内，以线缝之，文武火煮极烂，捣为丸如梧桐子大，不拘天早，上午用米汤下二三钱。此方能治妇人崩漏亦效，以脾统血也。凡遇消渴症，去白术，用黄连、天花粉各四两，如法连用酒炒掣[①]莲子半斤，仍如前法制，入猪肚内，为丸。常服，止渴生津。

白芍黄芩汤

治协热下利。

黄芩二钱　白芍一钱　甘草一钱　水煎服。

---

① 掣：疑为"制"之误。

痢疾

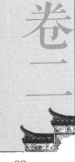

痢者，利也。积滞暴下，莫能止息，邪热上冲，莫能流通。老幼虚弱之人多致不救，症亦危重矣。《内经》曰：肠澼便血，身热则死，身寒则生。肠澼下白沫，脉沉则死，脉浮则生。《脉经》又曰：沉小流连者生，洪大急疾者死。仲景治痢十法，今撮其大要言之：凡痢疾，脉大者为未止，脉微小弱数者令自愈。微热而有渴，脉弱而有汗者令自愈。脉滑而数者，有宿食也，当下之。下痢腹坚者，当下之。下痢谵语，有燥屎者，当下之。下后心腹坚痛者，当温之。下痢脉迟紧，痛未止者，当温之。其至重者，手足厥冷，无脉，灸之不温，脉不还，反微喘者死。故《金匮要畧》云：六腑绝于外者，为手足寒，五脏绝于内者，为痢下不禁。刘河间曰：痢疾，行血则便脓自愈，调气则后重自除。此两言为治痢之要旨。《机要》亦曰：后重则宜下，腹痛则宜和，身重则除湿，脉弦则去风。浓血稠粘以重药竭之，身冷自汗以热药温之。风邪外束宜汗之，鹜①溏为痢宜温之，小便涩分利之。盛者和之，去者送之，过者止之。丹溪曰：痢疾虽分表里，在表者，必恶寒发热，身首俱痛，宜以小柴胡去人参加白芍倍黄芩和

---

① 鹜：原作"骛"，据医理改。

之。在里者，必后重窘迫，腹痛急坠，宜承气汤下之。亦当斟酌虚实。腹痛者，由肺金之气欎在大肠之间，以苦梗开之。下痢血久不愈者，属阴虚，四物汤为主。大孔痛，一日清之，一日温之。久病身冷，脉沉小者，宜温之。暴病身热，脉浮洪者，宜清之。先水泻后脓血，此脾传肾贼邪，难愈。先脓血后水泻者，此肾传脾微邪，易愈。倦怠嗜卧，饮食少进，宜参、术、归、陈等药补之，虚回而痢自止。气行血和积少，但虚坐努责在无血，以归身尾为君，白芍、生地、桃仁佐之，陈皮和之，血生自安。此丹溪治痢十法名言，深大益于苍生者，学者须详究而善用之。戴氏曰：痢虽有赤白二色，终无寒热之分，通作湿热处治。但分新旧虚实与赤白带同治。予观痢疾，大抵由食积火热为多，其次暑湿，其次风寒，其次七情内伤。善治者，须求其因而为之辨别区治。禁口痢有二症，虚与热是也。热塞胃口，正气衰惫，莫能与争，故滴水不进。古人有用人参三钱，石莲肉一钱，频频少饮，饮而或吐，又少饮之。若得些需①入胃，胃气即回而食自少进矣。愚谓：热甚，则黄连当用四钱，人参当用二钱；虚胜，则人参当用四钱，黄连当用二钱，葢变通之道也。此症亦有人参不能用一分者，以阴太虚而邪阳太盛也，故身热脉大。又云：热不为下衰，皆反之也。其不治症，唇红若涂朱者，口疮绽裂，脉洪急搏手者，身大热，久不退者，下如鱼脑者，下如

---

① 需：供养，给用。

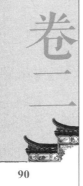

陈腐色者，下纯血者，下如屋漏水者，下如红苋汁者，大孔如竹筒者，喘而不休，身汗如油，脉不回，身不温者，四肢厥冷者，皆不治也。大孔痛者，热流于下也。暴病身热，脉大无汗，元气未衰也，当清之。久病身冷，脉微有汗，元气已衰也，当温之。清用芩、连、柏、枝选用之，加四物，并用行气药。温用姜、桂、白术、茯苓、归身。虚甚者，加人参、附子，酌而用之。暴病当下，如虚弱不堪重剂，宜用立効散，祛其火暴之性，或木香槟榔丸，或香连丸，少加大黄丸，随其虚实用之。

脱肛亦分新久[①]。暴者，芩连四物加升提药。久而气虚者，宜八物加樱粟壳[②]、诃子数分。又法：用壁土加酸石榴皮、明矾少许，浓煎汤，先薰后洗，再用川五棓[③]罨炒，研为极细末，敷肛，托而上之，一二三日[④]无妨。

久痢不愈，当观气虚血虚，并内有流连之热，或有瘀血之停，审而辨之。气虚用四君子少加归、芍等。血虚四物少加参、术、粟壳、诃子等。审无热加肉豆蔻，其流连之热用二八丹。瘀血用四物、桃仁、红花、乳香、没药，不可一涂[⑤]而治。

又久痢发热不止者，属阴虚，用寒凉药必兼温药升药。

---

① 新久：《万病衡要·卷之三·痢证》作"久暴"，据下文，当从。
② 樱粟壳：今统用"罂粟壳"。
③ 五棓：五倍子。
④ 一二三日：《苍生司命·卷三·痢证》作"一日二三次"。义胜。
⑤ 涂：道路。

始痢宜下，久痢宜补。至于伤寒二阳合病，皆下痢，其治又不同：太阳阳明合病自下痢者，宜发汗。太阳少阳合病自下痢者，宜和解。阳明少阳合病自下痢者，宜攻里。

治赤白痢通用恒验方

黄连　黄芩　白芍　当归　陈皮　木香　枳壳　槟榔山查　神曲　三日内加硝、黄下之，虚者不可轻用，宜酌之。

白痢方

苍术　白术　茯苓　神曲　甘草　黄芩　陈皮　枳壳痛加槟榔七分，木香三分。气行则痛止。

赤痢方

生地　赤芍　黄柏　黄连　地榆　归尾　丹皮　甘草痛加陈皮、槟榔各五分。

下痢口渴不止小便不通方

滑石二钱　甘草五分　栀子　黄柏六分　泽泻　生地　麦冬　车前　知母各七分　灯心二分

治虚弱痢调气血清邪热常用效方

人参　当归　白芍　扁豆各七分　白术　茯苓各八分　陈皮　甘草　黄连　实莲肉　神曲各五分　黄柏三分

师曾治余月洲久痢，打饫①发热，脉大，用方药不应。自度丹溪治痢，久发热不退者，属阴虚，今用血药中加升药，

---

① 饫（gē 哥）：义同"呃"。

必有效也，遂用。

　　当归八分　川芎七分　白芍一钱　生地四分　黄连五分　黄柏四分　白术　茯苓七分　柴胡　升麻各五分　甘草　人参七分知母五分　水煎服，热退饧止，但久痢必用黄柏，以痢属肾故也。

治痢疾五六日发饧方

　　人参四分　白术五分　茯苓六分　甘草　黄连　黄柏各三分归尾　白芍七分　陈皮八分　青皮　莲心　箬穗各二分　柿蒂

　　师云：痢疾发饧，由木挟相火直冲清道，故发饧。

加味香连丸

　　黄连十两　木香二两　槟榔二两　枳壳一两　陈皮一两　连用吴萸酒炒，木香不见火，为末，醋糊丸。

戴人木香槟榔丸

　　木香　槟榔　青皮　陈皮　广木　枳壳　黄柏　黄连大黄各一两　丑末^①　香附各二两　为末，水丸。

立劾丹

　　痢疾初发，服之即劾。

　　黄连五钱　槟榔　巴豆　木香各一钱　淡豉一两　研末，水丸，如小豆大，朱砂为衣，强人下十五丸，弱人十丸。

纳脐膏

　　用田螺捣烂，少加麝香少许，纳脐中，引火上行。

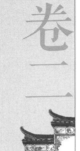

──────────

① 末：原作"未"，据医理改。

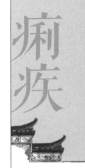

立劾散

黄连四两，吴萸酒炒　枳壳三两，麸炒　为末，每服二钱，酒下。

仓连煎

治禁口痢，不拘赤白。

赤痢用陈仓米三钱，黄连七分。

白痢用黄连三钱，仓米七钱。

赤白相兼，连、米各五钱。

茶煎汤

细茶四钱　姜二钱　治赤痢。

细茶二钱　姜四钱　治白痢。

四物汤

治下纯血。（出《保命集》。方见中风）

本方加黄连、槐花、御米壳等分，水煎服。

治纯血痢方

苦参，炒焦，为末，水丸，梧桐子大，米汤下五十丸。

治血痢方

黄柏，蜜炙老黄色，研末，每服三钱，空心，米汤下。

又治血痢方

昔曹鲁公痢血百馀日，国医无能疗者，陈佳之取盐水梅一个，去核，研合腊茶，加醋汤沃，服之一啜而瘥。

大丞相庄肃梁公亦痢血痢，佳之曰：此挟水谷，当用三物散。遂用胡黄连、乌梅肉、灶心土等分，为末，腊茶清调下，食前服，随愈。

治湿热痢久不瘥方

黄连　乌梅各四两　炼蜜丸桐子大，每服三十丸。

又方（治同前，张子和方）

白芍　黄柏各五钱　丸桐子，水送下三十丸。

治禁口痢

石莲肉晒干，每服一钱，陈仓米饮调下，便觉思食，仍以日照东方陈壁土炒橘皮，为末，姜、枣煎汤，送而助之。

又方治禁口痢

真川连半斤，咬咀，用生姜四两，切片，与连同炒，待姜焦黄色，去姜，只用黄连，为细末，同陈米饭捣烂，丸如桐子大，每服六七十丸。赤痢，陈米饮下。白痢，陈皮汤下。赤白兼者兼用。

禁口痢正方法

人参　姜炒川黄连三钱　土炒陈皮一钱　石莲肉一钱五分
时与服之，如吐，又服，大效。

治休息痢神效方

当归　乌梅　川连　等分，为末，以生蒜汁丸如桐子大，空心，姜制厚朴汤下三十丸，立效。

驻车丸

治一切下痢。

川连三两　干姜五钱　当归　阿胶各一两五钱，蛤粉炒　醋熬膏，共末，以阿胶化开为丸桐子大，每服四十丸，食前米汤下。

仙梅丸

治痢疾，发热发渴。

细芽茶_{一两}　乌梅_{五钱}

上为细末，蜜捣作丸，如弹子大，每服一丸，热水下。

凡治痢疾初起，不得服参、术，五七日后，酌虚实用之。痢疾后，多饮食致遍身浮肿者，以大安丸作煎药，与服一二剂即止。

小柴胡去人参

治痢疾，恶寒发热，身头俱痛。（方见瘟疫）

桃仁承气汤

治去汗血，而推荡邪热。

四物汤

治痢疾，阴血虚。

八物汤

治气血两虚方。（方俱见中风）

即八珍汤。

通玄二八丹

治久痢溜连之火不息，久服诸药不効者，服此收功。

川连_{八分}　白芍　当归　生地　乌梅_{各五钱}

上五味和为末，用雄猪肚一个，去油，净，以上药入肚内，以线缝之，将韭菜一斤上下盖之入锅内，蒸汤干，又添水，以极烂为度。取肚药入石臼捣烂为丸，如桐子大，每服七十丸，姜汤吞下即行，茶清送下即止。能行能止，故名通玄。能治积聚，侵晨，姜汤下，稍行一二次即除，再用温粥补之。如久泻不止，用清茶服之即止。

朴黄丸

锦纹大黄五觔①，竹刀切碎，放砂锅内，无灰酒煮三昼夜，桑柴文武火，勿使焦枯，酒干再加约酒六七十斤　厚朴姜汁浸，炒末，一斤半　广木香末六两

三味共入臼，捣千搥，为丸菉豆大。不论虚实日久寒，俱淡姜汤下。大人二钱，小儿一钱，极重者二服即愈。

---

① 觔：同"斤"。

呕吐

有声有物谓之呕，有物无声谓之吐，俱属于胃，治吐当分三焦。

上焦在胃口，吐者皆从于气，其脉浮而洪，其症食已即吐，渴欲饮水，大便燥结，气上冲胸作痛，治当降气和中，用和中桔梗汤。

中焦在中脘①，吐者皆从于积食与气相假，为积而痛，其脉浮而长，其症先痛后吐，或先吐后痛，治法当用毒药去其积，木香、槟榔行其滞留，当用保和丸。

下焦在脐下，吐者皆从于寒，其脉沉而迟，其症朝食暮吐，暮食朝吐，小便清利，大便秘而不通，治法当通其秘塞，温其寒气，令大便渐通，复以中焦药和之，温剂如吴萸、干姜、砂仁之类。

外有胃热、胃寒、胃虚、痰气之不相同。胃热呕吐者，得食即呕，食已即吐，由于火气上炎，二陈汤加姜炒芩连。胃寒吐者，二陈汤加丁香、砂仁、生姜。胃虚吐者，久病气虚，胃气衰弱，脉微，闻谷气即呕秽，六君子加藿香、厚朴。痰气吐者，清痰留饮，欝滞上中二焦，二陈汤加竹沥、枳实、

---

① 脘：原作"腕"，据医理改。下同。

姜汁。呕吐通用，大小半夏茯苓汤。伤寒凡见吐哕，切勿用承气以逆之故也。有声无物谓之哕，少阳主之也，以少阳多气少血之经。有物无声谓之吐，太阳主之也，以太阳多血少气之经。有声有物谓之呕，阳明主之也，以阳明多血多气之经。胃热者，脉数或紧，口苦、舌干燥。胃寒者，脉弦而迟，逆冷不食，大小便自利。

和中桔梗汤

治上焦气热上冲，食已暴吐，脉浮而洪，宜先和中。

半夏曲二钱　枳实　茯苓　陈皮　厚朴各一钱　桔梗　白术各一钱五分　水煎，去渣，取清汁调木香散二钱。

木香散

木香　槟榔　等分，为末，听前药入用。

保和丸（方见内伤）

二陈汤　六君子汤（方俱见中风）

茯苓半夏汤

治脾胃虚弱，身体重，有痰，恶心欲吐，当先实其脾土。

白术　茯苓　半夏　炒曲各一钱　橘红　天麻各七分　麦芽一钱六分　姜一片　热服。

藿香安胃散

治胃气虚弱，不能饮食，时呕恶心。

藿香　人参　陈皮各一钱　丁香五分

藿香平胃散

治内伤外感，饮食填塞太阴，呕吐不止。

藿香　厚朴　陈皮各一钱　苍术一钱五分　神曲五分　炙甘

草　砂仁　姜三片　枣二枚

胃苓汤

治脾胃伤冷。（方见泄泻）

加味二陈汤

治胃中有热，膈上有痰，令人作呕吐。

陈皮　半夏　茯苓　甘草　山枝　川连　姜　等分，水煎。

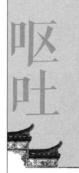

膈噎

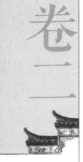

《内经》曰：三阳结，谓之膈，以大小肠、膀胱热结也。小肠热结则血脉燥，大肠热结则不能圊①，膀胱热结则津液涸，三阳即结，则前后秘塞而不通，下既不通，必反而上行，此膈噎之病所由起也。先哲论膈噎反胃，大率由于血液俱耗，胃脘俱槁②，分上中下三焦。或咽喉窒塞，水饮可下，食不能下，其槁在吸门；或食稍下，则胃脘当心而痛，须臾吐出，其槁在贲门。此上焦之噎也，名曰"噎"；或食物可下，良久复出，其槁在齿门。此中焦之膈也，名曰"膈"；或朝食暮吐，暮食朝吐，其槁在阑门，大小肠之间，此下焦之膈也，名曰"反胃"。然名虽不同，病出一体，其得病之由，有气虚，有血虚，有痰，有七情拂爵，及大怒肝火冲逆而成者。气虚，脉缓而无力，用四君子汤。血虚，脉数③而无力，用四物汤并加行痰顺气润燥之剂。痰者，寸关脉必沉而滑，或伏而大，二陈汤加竹沥姜汁。拂爵恼④怒气结滞者，寸关脉沉而涩，或紧而弦，宜开痰导气之剂，桔梗和中汤、七气汤进之。

---

① 圊（qīng青）：厕所。此指排便。
② 槁：通"槀"。枯槀。下同。
③ 数：《万病衡要·卷之三·膈噎症》同，《苍生司命·卷四·膈噎证》作"缓"。
④ 恼：原作"脑"，据文义改。

所谓朝食暮吐，暮食朝吐者，此由胃能容受，脾不能转送，或下窍不通，逆而上行故也，宜润肠丸通利大便。大法通用童便、韭汁、竹沥、姜汁、牛乳、羊乳，更宜薄滋味，不可听用《局方》及用香燥热药。丹溪先生专以牛羊乳养血润燥为主，竹沥、童便、韭汁为佐，有至理存焉。医案宜玩。

膈有五：忧、恚①、气、寒、热。

噎有五：气、忧、劳、食、思。

膈噎不治症：粪如羊屎者不治；年高者不治；气血俱虚者，则口中多沫，沫大出者不治。

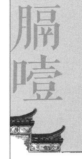

四君子

治气虚。

四物

治血虚。

二陈

治痰。（三方俱见中风）

桔梗和中汤

治怫欝。（方见呕吐）

七气汤

治气膈噎。

干姜　桂心　黄芩　半夏　甘草　橘皮　地黄　白芍各二钱　枳实半斤　人参一钱　吴萸半勺　加姜、枣。

---

① 恚（huì 会）：愤怒，怨恨。

人参利膈丸

治胸噎，胸中不利，大便燥结，痰咳喘满，脾胃壅滞，推陈致新，治膈气之圣药也。

木香　槟榔各七钱五分　人参　当归　甘草　藿香　枳实各一两　大黄　厚朴各九钱　为末，滴水如梧桐子大，每服五十丸。

润肠丸

通其大便，则气得下行。（方见燥症）

饮逆

《内经》曰：岁金太过，欬[1]逆金郁，亦发饮逆。《活人书》及《千金方》《明理论》皆以哕即饮逆，殊不知，哕者声大而远可闻，饮逆者声短而近方闻。哕者，出声也。哕出其气，哕声尽，然后吸。饮逆者，入声也。气抑不出，逆声尽，然后呼也。况哕出胃，而逆由于肺，恶[2]可比而同之乎！故易老云：火热急奔上行，而肺经不纳，致声不尽出。东垣以少阳少血多气，故干呕为哕。二公言饮言哕甚明，何惑之有？丹溪云：诸逆冲上，皆属火，以木挟相火直冲清道。故此症属火为多。自今观之，然亦有数者之不同焉。有饮食过急，痰气阻滞不得升降者；亦有痰结胸膈，火充于下不得升越者；亦有伤寒吐汗下太过，以致中气大虚者；亦有阳明内实而失下者；亦有渴而饮水过多，成水结胸者；亦有痢疾大下之后，胃气已虚而阴火乘虚上冲清道者。治法宜各审虚实寒热，毋误以治哕实症，混淆妄治。数症中，惟伤寒、痢疾二症胃气虚衰，至为危重，差之毫厘，危在旦夕，更宜慎之。

---

① 欬（kài忾）：亦作"咳"。咳嗽。
② 恶（wū乌）：疑问代词，相当于"何"、"安"、"怎么"。

痰气过食不得下行方

枳实　陈皮　半夏　山查各一钱　茯苓八分　神曲七分　砂仁　萝卜子　香附各五分　木香二分　姜三片

痰结胸膈火热上冲不得伸越方

半夏一钱　陈皮　贝母　茯苓各八分　片芩　桔梗各七分　枳壳　苏子　黄连各五分　白蔻仁　甘草各三分　姜三片

伤寒汗吐下太过致胃气虚衰方

人参　黄芪各一钱　当归　白术各八分　升麻二分　黄栢　香附　陈皮各五分　柴胡　甘草各三分

如饧不止，加柿蒂二钱　姜二片　枣二枚。

大承气汤　调味承气汤

治伤寒阳明内实失下。（方见瘟疫），宜选用内加炒莲心一钱　姜二片。

小陷胸汤

治伤寒饮水过多，成水结胸发饧。

黄连一钱三分　半夏　瓜蒌仁各二钱五分

小青龙汤（去麻黄）

治水结胸发饧。（方见咳嗽）

痢疾日久胃气发饧方

人参　青皮各七分　白术　白芍　柿蒂各一钱　茯苓八分　黄栢　箬①穗各五分　当归四分　甘草三分　姜一片　枣二枚

---

① 箬（ruò若）：药名。

大补丸

治久痢发饧。

黄柏_{不拘分两，为丸}　以人参、白术汤下一钱二分。

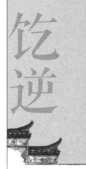

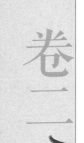

吞酸、吐酸

大抵酸者，俱肝水之气，而吞与吐不同。吞酸者，酸水搅至喉咙而复自吞下，俗说"醋心"是也。湿热积于肺胃之间，乃寒包热症也。治法当用河间解表之义，防风，羌活，炒黄连，山栀，苍、白术，陈皮，半夏少加吴萸为向导。吐酸者，吐出酸水如醋，挟痰居多，乃津液为火所烁，不化血而化痰，痰鬱水①亦鬱，自成酸矣。一遇上升之气则痰与水并②出，盖未有酸水而无痰也。治法当宗丹溪二陈汤加栀子、姜炒黄连、苍、白术之类，亦可加吴萸为引经。凡治酸，必少用吴萸，盖因其性而折之也。通用加平胃散，老弱人久患吞酸则津液消耗，渐成膈噎。又有老人胃气虚弱，口吐酸水不止者，以六君子汤补之，其吐自愈，此挟虚之症也。

二陈汤

治吐酸挟痰。

加味平胃散

治宿食不化，吞酸呃臭，右关脉滑。

苍术　陈皮　厚朴　甘草　神曲　麦芽　加姜、枣。

---

① 水：《苍生司命·卷四·吞吐酸证》作"木"。义胜。
② 并："並"之今字。合并。

六君子汤

治胃虚吐酸。

藿香安胃散　吴萸丸

治胃中湿热，抑遏肝火，令人吞酸。

黄连一两　黄芩　吴萸　陈皮各九钱　苍术五钱　老米糊丸，桐子大。

吴萸天水散

治湿热吞酸。

滑石六两　吴萸七钱　甘草一两　为末，每服二钱。

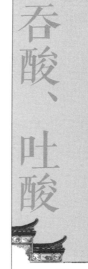

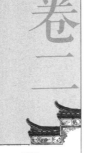

嘈杂、嗳气

　　嘈杂者，俗说"心嘈"是也。其症由火动其痰，乃有馀之症也。老人嘈杂不止，则膈噎之渐也。治法宜半夏、南星、陈皮之类消痰；片芩、栀子、姜炒黄连、知母、石膏、三补丸辈以降火；苍、白术、白芍、茯苓、薏仁之类，健脾行湿，壮其本源，更宜慎口节欲，无不效者。嗳气者，即俗呼"搅气"是也。与饦逆不同。其症有气虚，有痰火，一属不足，一属有馀。治痰火宜二陈加芩、连、白术、枝、贝，少加萝卜子、槟榔、枳实、厚朴、木香降气。治气虚者，宜四君子汤加山栀、黄连、神曲、半夏、砂仁，亦少加降气药，通用三圣丸，至验。

加味三圣丸

　　治嘈杂、吞酸、痞满，屡効。

　　白术二两　　川连一两　　陈皮　　半夏曲　　白芍各七钱

　　上末，老米糊丸。

治嗳气用効丸

　　若胃脘上下有块，加莪术、三稜①以销坚。

　　白术二两五钱　　茯苓一两五钱　　扁豆　　陈皮　　贝母　　神曲各

---

① 稜：同"棱"。下同。

一两　半夏曲一两三钱　川连九钱（火盛谅加）　萝卜子八钱　木香
砂仁各五钱　枳实七钱

上末，老米糊丸。

痰火越鞠丸

治痰因火动，令人嘈杂。

海石　南星　瓜蒌仁　青黛　栀子　香附　苍术　川芎

加味三补丸

治郁火嘈杂。

黄芩　黄连　黄柏各一两　香附　苍术各七钱　沸水丸。

二陈加黄连栀子汤

治嘈杂。

陈皮　半夏　茯苓　甘草　黄连　山栀

痞满

《内经》曰：太阴所至，为积饮痞膈。痞者，否也，不通之义，其症由阴伏阳蓄，气血不运而成，位于心下，填满痞塞，皆土为害也。痞满之症不一：有阴症下早而痞者，由下后里虚邪气乘虚而入于心之分野，仲景黄连泻心汤，泻心下之土邪。有伤寒下多，则亡阴而有痞者，用四物加参、苓、白术、升麻、柴胡，少佐以陈皮、枳壳监①之。有食填胸而作痞者，用保和丸、枳实导滞丸、二陈加神曲、山查、麦芽。有湿热太甚，土来心下痞者，三黄泻心汤、二陈加芩、连、瓜蒌。有大病后，脾胃虚极，清浊不分痞闷者，补中益气汤、陈皮枳术丸、木香枳术丸。凡治痞闷，须用芩、连、枳实，苦以泄之，厚朴、生姜、半夏，辛以散之；人参、白术，温以补之；茯苓、泽泻，淡以渗之。又当详脉症虚实，虚用白芍、陈皮、参、术；实用厚朴、枳实。与胀满不同，胀满者，内胀而外有形。痞症，内觉痞闷而外无胀急之形。治痞满，不可全用利药，若全用利药导之，则痞愈甚，痞甚而复下，气愈不降，必变为中满鼓胀，皆非其治也。许学士云：邪之所凑，其气必虚，留而不去，其病则实。故治痞者，当一补

---

① 监：《苍生司命·卷四·痞满》作"疏"。

一消。

三黄泻心汤

治心下痞，按之濡，其脉关上浮者，可服此汤。恶寒，不可服。

大黄　黄连　黄芩

二陈汤（方见中风）

四物加参芩汤

枳实导滞丸

治饮食填塞痞膈。（方见内伤）

保和丸（方见内伤）

补中益气汤（方见内伤）

枳术丸　木香枳术丸（方见痢疾）

厚朴温中汤

治脾胃虚弱，心腹胀满，疼痛时作时止。

厚朴　陈皮　干姜各一钱　茯苓　草豆蔻　甘草　木香各五分

枳实消痞丸

治心下虚痞、恶食、懒倦，右关脉弦。

人参　白术　厚朴　半夏曲各三钱　枳实　川连各五钱　茯苓　甘草　麦芽　干生姜各二钱

大消痞丸

治一切心下痞及年久不愈者。

干生姜　神曲　炙甘草各二钱　猪苓一钱五分　泽泻　砂仁　厚朴各三钱　半夏　陈皮　人参各四钱　枳实五钱　黄连　黄芩

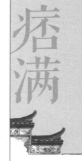

姜黄　白术各一两　共末，汤浸，蒸饼，为丸桐子大，空心，米汤下六十丸。

木香化滞丸

治忧气郁结，腹皮里微痛，心下痞满，不思饮食，此气痞也。

木香　生姜　陈皮各六分　柴胡七分　归尾　枳实各四分半夏一钱五分　红花二分　草豆蔻　炙甘草各一钱　水煎服。

黄芩利膈丸

除胸中热，利膈上痰。

生黄芩　炒黄芩各一两　半夏　黄连　泽泻　萝卜子各五钱　胆星　枳壳　陈皮各三钱　白术二钱　白凡　小皂角各一钱共末，姜汁、老米糊和丸。

肿胀

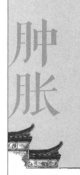

论曰：肿者，肌肉之肿。胀者，腹中之胀。盖肿属脾，胀属肝，肿轻而胀重也。如单胀而不肿，则肝气横行，木专尅土。蛊①斯②成矣，不易治也。惟肿胀兼有，则阳气尤行，十可救五，惟在分类而酌处之。予以此症，治在中宫，是故有痰裹③汗④血，以致荣气不从，逆于肉里而成之者。有痰裹食积，致清气不升，浊气不降而成之者。有湿热相生，隧道阻塞而成之者。有燥热冲击，结秘不行而成之者。此四者皆有馀之症也。有服寒凉太过，饮食频伤，致中气虚衰，欎遏不运而成之者。有痢疾后，正气衰惫，邪热不息，致遍身浮肿肉硬而成之者。又有始则为气，终则为水，小便不利，水液游行，脾莫能制而为水肿者。此三者，皆不足之症也。故有馀者，清之、消之、降之。不足者，补之、益之。毋混淆也。大抵此病初起易治，以正未虚，而邪未旺。久远难痊，以邪已炽而正已衰。贾洛阳以"病肿不治，必为痼疾，虽有卢扁，亦莫能为"，言此症之至恶也。故仲景治肿之法：腰以

---

① 蛊：指腹部臌胀的疾病。
② 斯：犹"尽"。
③ 裹：原作"里"，据《苍生司命·卷四·肿胀证》《万病衡要·卷之三，肿胀症》改。
④ 汗：同"污"。下同。

上肿者，可发汗，腰以下肿者，可利小便。开鬼门、洁净府，盖风^①从汗散，水向便通也。丹溪亦曰：由心腹而散四肢者吉，由四肢而入心腹者危，男从下而上，女从上而下，皆难治也。丹溪又有阳水之说，此乃燥热为之；阴水之说，此乃湿热为之也。肿胀诸症，不既悉此乎。

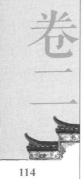

治肿胀大法

食积肿胀

凡见病者，肚腹胀大，遍身浮肿，即寻中脘有微块，按之微痛，或喘急咳嗽，饮食不快，小便不通，大便或秘或溏，此痰裹食积滞中宫也，即用大顺丸、和中汤消积、化痰、顺气，以攻治之数剂，知半月一月愈矣。此症医书俱未言及，予经历已多，十愈八九，故立此方，以救世耳。大抵肿症，为食积而成，食滞中焦，故清浊不分，渐成肿胀。世之医者，得吾说而存之，则百发百中矣。

湿热肿胀

湿热者，中焦湿生乎热，热生乎湿，湿热相生，隧道壅滞，遂成肿胀。治宜清热、燥湿、健脾，故立清中汤，尤所

---

① 风：《苍生司命·卷四·肿胀证》作"气"。

以固本也。如浮肿太甚，肚腹胀[①]急，小便不行，喘急难息，宜服加味五皮饮、加减分消丸。

痰气肿胀

凡中焦有稠痰，气为痰阻，遂成鬱热，痰热相搏，日积月累，阻滞饮食，宗气不得上通，荣卫不得疏畅，渐成肿胀。上见喘急，小便不利，始则为气，终则为水，遍身水泡，病斯危矣。宜用导痰流气丸饮。

肿症余论挟水肿论

人得以全其性命者，水与谷而已，水则肾生之，谷则脾主之。胃与脾合气，胃为水谷之海，脾为运化之司。今脾胃两虚不能传化则不能制水，故肾水泛溢反得以侵脾土，于是三焦停滞，经络壅塞，水浸于皮肤，注于肌肉而发肿矣。其状自泡上下微起，肌体重着，咳嗽，怔忡，股间清冷，小便涩黄，皮薄而光，手按成窟，举手即满，此水肿之病也。然肿有五症：风肿者，皮粗，麻木不仁，走注疼痛，四君子加升麻、苍术、柴胡、防风、羌活辈。气肿者，皮厚，四肢瘦削，腹胁膨胀，六君子加木香、木通。血肿者，皮间有红缕赤痕，四物加桃仁、红花。妇人怀妊，亦有气遏水道而虚肿

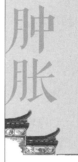

---

① 胀：《万病衡要·卷之三·肿胀症》作"肿"。

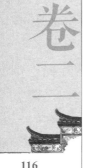

者，此但顺气安脾，既产而肿自消也。水有十^①：有心水、肝水、脾水、肾水、肺水、胆水、大肠水、风水、皮水、里水、石水之不同。丹溪亦曰：水肿脉多沉伏，病阳水兼阳症，脉必沉数，其症烦满，小便赤涩，大便秘结，治用五皮饮、五苓散，重者疏凿饮；病阴水兼阴症，脉必沉迟，其症不烦满，大便溏，小便少而不赤濇，治用实脾饮、木香流气饮。腰以上肿，及身有热者，水气在表，可发汗，腰以下肿者，当利小便，上下分消其湿，此治水之良法也。丹溪曰：水病，以健脾为主，使脾气得实而气运，则水自行，非五苓、神佑、禹功之行水也，宜以参、术为君，视所挟症加减，无不效者，若苟图快利，用行水药，多致不救，信哉。

大顺丸

治痰裹食积肿胀。

萝卜子　连翘五钱　山查肉二两　广术四钱　陈皮七钱　砂仁五钱　赤茯苓　神曲　半夏　白术各一两　老米糊丸，每服一钱二分，小儿减半。

和中汤

白术　陈皮　桑皮　赤茯苓　白蔻仁　连翘　茯苓皮　莪术　萝卜子　半夏　山查　神曲　姜二片

气虚加人参五分，气滞加香附五分。热甚加黄芩五分，喘加苏子三分。

---

① 水有十：《苍生司命》《万病衡要》皆同。实际有十一种。

九味羌活汤

治水肿腰以上者，微汗之。（方见瘟疫）

四君子汤（方见中风）

消痰化痰汤

山查　酒曲　赤茯苓[①]　半夏　陈皮　砂仁　萝卜子　连翘　枳实　白术　姜三片

大安丸（方见内伤）

逐汗化痰丸

治痰裹汗血肿胀。

红花三钱　苏木五钱　桃仁　陈皮　半夏曲　贝母　香附山查　白术　五灵脂各一两　姜汁打曲糊丸。

清中汤

治湿热相生肿胀。

苍术　白术　赤茯苓[②]　山查各一钱　黄芩　黄连　泽泻陈皮各七分　半夏　海金砂各八分　连翘五分　厚朴三分　滑石一钱五分　姜二片　煎，温服。

五味五皮饮

治浮肿太甚，肚腹肿急，小便不行，喘急难息。

茯苓皮一钱五分　桑白皮　陈皮各八分　大腹皮　山查各一钱　栀子七分　生姜皮五分　加姜、枣同煎，或兼用大顺丸。

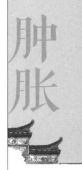

---

① 苓：原阙，据文义补。
② 苓：原阙，据文义补。

鼓腹遇仙丹

壮实宜服，虚弱人不可轻用。

白丑_{头末，四两，半生半炒} 白槟榔_{一斤} 茵陈 莪术 三棱 牙皂角_{各五钱} 上末，醋糊丸，如菉豆大，五更时冷茶送下三钱，行后随以温粥补之，忌食他物。

加减分消丸

治中满气胀、鼓胀、水胀。

人参 萝卜子 陈皮 厚朴 猪苓 泽泻_{各三钱} 白术 茯苓 黄连 苍术 半夏 枳实_{各四钱} 姜黄 炙甘草 砂仁 干姜_{各一钱} 黄芩 山查_{各五钱} 水浸，蒸饼，丸，淡姜下二钱。

导痰流气饮

治痰气肿胀。

陈皮_{八分} 茯苓 白术 半夏_{各一钱} 枳实 萝卜子_{各五分} 砂仁 木香_{各二分} 生甘草_{三分} 片芩_{六分} 贝母_{七分} 香附_{四分}

如虚加人参_{五分} 姜_{一片} 枣_{二枚}。

导痰流气丸

治寒凉太过，饮食频伤，又治疟疾后肿胀。

白术 茯苓 半夏_{各一两} 陈皮 萝卜子 连翘 砂仁 片芩 花粉_{各五钱} 香附_{四钱} 贝母_{八钱} 木香_{三钱} 乌药_{四钱} 山查 枳实_{各七钱} 蒸饼，丸，萝卜汤下一钱五分，加酒曲_{八钱}。

四物加桃仁红花汤

治血肿。

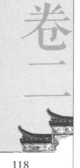

当归　川芎　白芍　生地　桃仁　红花

五皮饮

（即前方中五皮是也）。

五苓散

治下身水肿。利小便也。（方见瘟疫）

疏凿饮子

治水气，遍身浮肿，喘呼气急，烦渴，大小便不利。

泽泻　赤小豆　商陆　羌活　椒目　木通　大腹皮　秦
艽　茯苓皮　槟榔等分　姜二片

严氏实脾散

治水气，肌肤浮肿，口不渴，大便润，小便利，此阴
水也。

草菓　木香　木瓜　干姜　甘草　厚朴　附子　白术
茯苓　大腹皮　加姜、枣同煎。

木香流气饮

木香　槟榔　青皮　半夏　茯苓　枳壳　桔梗　当归
白芍　防风　川芎　紫苏　枳实　黄耆　乌药　大腹皮　陈
皮　甘草　姜二片　枣二枚

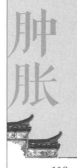

鼓症

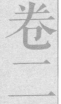

　　鼓症者，中空外急，有似鼓然，故名曰鼓。单腹胀满，四肢百体咸无肿形，与通身水肿者，大不相同。盖水肿者，邪气挟阳气游行一身，邪气去而为汗为溺，则正气复而为血为气矣。鼓症则邪气专攻脏腑，阳气滞而不行。盖浮肿者，轻而腹胀者，重也。或云，鼓症一也，何①东垣之论主寒、河间之论主火、丹溪之论主脾虚，道岂二乎哉？予曰：皆是也。其原皆出《内经》，但《内经》会其全，而三子各言其一也。经云：脏寒生满病。又云：腹满膜②胀，支③膈胠胁，下厥上冒，过在足④太阴阳明，乃寒湿郁遏也。愚谓寒郁日久，则阳气渐微，阴气独盛。人身之气，热则流通，寒则凝结，凝结则胀满生焉。故东垣以辛热散之，以苦温泄之，淡渗利之，上下分消其寒湿，此东垣之论，所以不可废也。经云：诸腹胀大，皆属于热。故《原病式》云：腹胀大，鼓之如鼓，气为阳，阳为热，气盛则如是也。世言脾虚不能制水者，似是而实非也。愚谓万物热盛则丰隆，寒盛则敛缩，邪阳猛烈，

① 何：原作"河"，据文义改。
② 膜：原作"填"，据《素问·阴阳应象大论》改。
③ 支：原作"又"，据《万病衡要·卷之三·鼓证》《素问·五脏生成论》改。
④ 足：原无，据《苍生司命·卷四·鼓证》《素问·五脏生成论》补。

元气从之。二阳搏击于其中，日新月盛，安得不成鼓也。此河间之论不可废也。经云：诸湿肿满，皆属脾土。故丹溪以脾具坤静之德，而有乾健之运。苟脾土之阴受伤，转输之官失职，遂成胀满。经云鼓胀是也。愚谓一人之身，脾土为本，脾不健旺，则清气不升，浊气不降。经云：浊气在上，则生䐜①胀。此鼓胀之由来也。若中无阳邪，宜行大补，所谓气虚不补，气何由而行是也。又清肺金，滋肾水，制肝养脾皆至理攸寓，此丹溪之论所以不可废也。虽然三子之论固合经旨，抑有说焉。东垣言鼓症，属寒者多，属热者少，惟人受八益之邪，邪热入腑，宜行承气，余皆寒症。愚则以为受热者多，而属寒者少。东南之人，湿热为病，十居八九，此可验矣。西北之地，严寒为病固多，而未必皆成鼓也。以寒为主，收敛而未必皆成胀大者也。以此理论之，而知其热多寒少也。河间之论，热固然，但其中有燥热、有湿热，若不区别，祸如反掌。燥热为病，则大便秘结，小便短濇，身热腹痛，闷乱不宁，一受参、耆则胀满，不数日而成其为害也速而烈。湿热为病，则大便频溏，小便清少，脉濡体倦，嗜卧减食，其为患缓而深。故治燥热者，清热之中，少加润泽。治湿热者，渗利之内，少加温散。故曰燥者润之，湿者燥之，各求其属以合中道，斯称良工矣。丹溪补脾扶脾之论，域中称为确论，但果其饮食所伤，频仍不已，上无痰气之阻，中

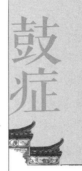

---

① 䐜：原作"填"，据《素问·阴阳应象大论》改。

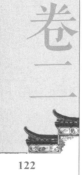

无邪阳之留，斯可用大补之法，否则有痰者兼清痰，有火者兼降火，庶清补兼施，益莫大焉。此外又有七情之伤脾，如怒伤肝，肝尅脾，脾气不正，必胀于胃，名曰胜尅。怒乘肺，肺气不传，必胀于大肠，名曰乘尅是也。又有劳倦之损脾，如远行形气衰少，谷气不盛，热气薰胸中者是也。又有血积之遏脾，或注于胸膈，或滞于胃中，或鬱于小腹，皆能遏鬱，清气不得上升，浊气不得下降，俗名血鼓是也。鼓症重疾，每见模糊施治，但执丹溪扶脾补脾之说，而始终不变焉，损人滋甚。愚故不惮其烦，而精详究之，博雅君子幸精研焉。

鼓症有不治数症

唇黑则伤肝，缺盆盈平则伤心，脐突则伤脾，足平则伤肾，背平则伤肺，此五者必不可疗也。

治鼓症大法

鼓胀起于脾气虚损，治之当补，以培其本。少加消导，以祛其积，次当顺气，以通其滞。有挟热者，加清凉以荡其邪，使清气上升，浊气下降，清者出头面而入四肢，浊者化微汗而行前①溺，腹日消而神日旺，病斯愈矣。如单大补而佐使不明，反成壅滞则胀愈甚矣。大抵此症，脾虽损而无热以扰之，则一补脾而获效。热虽有而脾未损，则一清热而奏

---

① 前：《苍生司命·卷四·治鼓胀大法》作"便"。

功。如二者兼有，治彼妨此，治蛊之所以难也。予曾见休宁一人脾气稍损，尤能饮食，第^①腹痛而暴胀。予审知其为火，遂以香连丸下之，又进白术汤，随^②矢^③气甚多而胀痛皆愈。一医至大言曰：此脾气大虚，非大补则真元下陷不治，与补剂二三服，而胀痛兼作，脉反虚小，尤曰脉小不补，讵能瘳乎？乃大补之，竟成不救。又见北乡一人腹痛兼吐，予亦知其为火，与清凉药降气和中，病寻愈矣，一医云：真气大虚，非大补不可，自后愈补愈胀，腹如烈状，顿死。由是观之，则治是病者，清补，当适其宜，不可执一自是。昔人所谓气虚者补气，血虚者补血，有食积者消积，有挟热者清热，有痰滞者行痰，有因外寒郁内热者而胀则散寒。有因大怒郁气胀者散气，有蓄血而腹胀者行血，实者消之、下之，虚者补之、温之。差之毫釐^④，谬以千里，可不畏哉！或谓丹溪云：朝宽暮急，血虚当补血，切闻蛊胀用血药则加胀，今用之何也？予曰：血虚者，阴血也。经曰：阴虚生内热。又曰：诸腹胀大，皆属于热。热作则胀生，势所必至也。养血者，养阴也，阴生则邪阳自退，胀渐消矣。刘河间所谓养血益阴，其热自退，此不治之治也。且养血非独用血药也，必兼健脾顺气，血药安得滞乎，此养血补血理也。故立此方屡验，如

---

① 第：同"第"。下同。
② 随：《苍生司命·卷四·治鼓胀大法》作"虽"。
③ 矢：原作"失"，据文义改。
④ 釐：同："厘"。

实热作胀，内有积块，坚硬如石，但脾胃未伤，宜清热行气，服加减东垣广茂①溃坚汤、中满分消丸。

鼓症有服人参而反增剧者，遂至不救。此症甚多，兹其故何哉？按：人参入乎太阴肺经，肺有邪热者，得参而火愈甚，故胀急日加，筋青脐出，危笃立见。经云：肺出气，肾纳气，邪火挟气而出，脾胃先受之。以脾胃旧有积气，今得新邪，宜胀满之益甚也，故胀症必服人参，人参之服必生肺热，肺热不能服参，不救之症也。

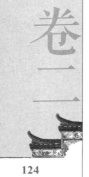

124

治鼓症用效方

治脾大虚损，胀大日加，宜服此方。

白术　赤茯苓皮　薏仁各一钱五分　人参一钱二分　茯苓一钱　苍术八分　陈皮七分　枳实　厚朴

热加黄连，渴加麦冬各五分，痰加半夏六分、萝卜子四分、白蔻仁三分，临卧加磨木香一分，水二钟，煎半两，次服。

用验丸

人参　白术各一两五钱　白茯一两　枳实　山查　陈皮各五钱　白蔻仁四钱　萝卜子三钱

蒸饼为丸，如桐子大，朝暮米汤下一钱二分。

加减广茂溃坚汤

治中满，腹有积块，坚硬如石，坐卧不宁，二便涩赤，上气喘促，通身虚肿。

---

① 茂（shù述）：原作"茂"，据理改。

厚朴四分　黄芩五分　益智　草蔻仁　升麻　红花　甘草各二分　当归　黄连各五分　广茂　陈皮　柴胡　泽泻　神曲各三分　白术　茯苓各一钱　半夏七分　吴萸一分　青皮三分　姜三片

葶苈木香散

治湿热太甚，水肿腹胀，小便赤涩，大便滑泻。此药下水湿，消肿胀，止泻，利小便。

葶苈子　茯苓　猪苓　白术各二钱　泽泻　木通　甘草滑石各三钱　桂　木香各三分

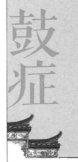

中满分消丸

人参　茯苓　猪苓　泽泻　厚朴各三钱　白术　黄连　枳实　知母　半夏各四钱　黄芩五钱　炙甘草一钱　砂仁　姜黄　干姜各二钱　水浸，蒸饼为丸。

治鼓症方

白芍一钱七分　苏子　香附各一钱　厚朴六分　陈皮　枳实　黄连　萝卜子各七分

附肿胀、鼓症不同论

肿蛊二症，本不相同，至用药亦迥①异。肿胀者，因中宫有食积，有湿热，有稠痰阻滞，致清气不升，浊气不降，荣卫不得疏畅，水道不得通条，气遂忘②行不循故道，水又忘溃不

---

① 迥：同"迥"。
② 忘（wàng 妄）：通"妄"，胡乱，随意，下同。

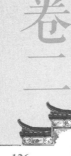

得成溺，气水相薄①，肿胀自是而生焉。然脾胃元阳，犹未衰惫也，特中宫有积病，故遍身浮肿耳，而元气犹能旁通四达，苟或祛其食积，或清其燥热，或治其痰内邪，一行外肿随彻，效亦甚捷矣。非若蛊胀者，先因脾气伤损频仍，久则渐成衰惫，胃虽少纳，脾失转运兼积热留注脾胃，横行中焦，所谓正者衰，邪者旺，清浊不分，遂成胀满，此则阳气为邪气所遏，不得周流一身，而邪气单攻肚腹是也。胀极则脐中突出，青筋暴起，粪滑溺赤，喘急食阻，此大不足之症也。斯时也，将大补脾之正气欤。然正未受补，而邪热先炽，胀犹故矣，将清热以伐邪欤。然邪未退，而正愈虚弱，胀益增矣，将补伐兼施欤。然益者未见，而损者愈损矣，虽有卢扁，将安施乎！故得此症者，或脾气虽损而真气犹存，且无留连之邪热，或腹稍胀，而邪热未炽，尚有可为之真机。即当大补其真元为主，稍兼消导清肺次之。气不运者行气，痰积滞者行痰，中和调养，庶可救矣。或谓水肿固为可治，然亦有多不治者，如贾洛阳所谓病肿不治，必为痼疾，虽有卢扁，亦莫能为，则知肿之为患非他病比也，今何观之易耶？予谓凡病已见危笃，咸莫能疗，岂独肿胀然哉！故《内经》云：过时者不治。予所谓可治者，亦指治之早者言也。若积久不治，或治不中节，至于滑泄，唇黑脐突，肉硬缺盆，手足掌背俱平，其危笃之势，较之真蛊一律而已。仲景云：凡人有疾，不时即治，隐忍冀差，必成痼疾。

---

① 薄：搏击，拍击。

积聚、痞块、癥瘕、痃癖、肠覃①、石瘕

气之所积，名曰积。取郁积久而发之义也。积有五，皆五脏所生，阴气阴脉沉而伏其症，始发有常处，其痛不离左右，上下有终始，左右有定②处，皆痰饮、食积、死血所生。

气之所聚，名曰聚。取聚散不常之义也。聚有六，皆六腑所成，阳气阳脉浮而动，其始终无根本，痛发无定位，上下无留止。积与聚属脾部，俱系气病。

痞者，否也。《易》所谓天地不交，浊气在上，凝结而成。然痞块有癥瘕之不同。

癥者，征也。因物而成，质有块可征，即积聚成块，不能移动。

瘕者，假也。假物而成形，或上或下，或左或右，移易能动者。癥瘕属肝部，系血病。

痃癖者，悬挂偏僻之意也。但痞与痃癖乃胸膈间之候，积聚为肚腹之候，俱在上中二焦，主病多属于男子。癥与瘕独见于脐下，是为下焦之疾，故常得于妇人外有。

---

① 覃（tán 谈）：原作"膻"，据医理及下文改。下同。
② 定：原作"穷"，据《苍生司命·卷五·积聚痞块癥瘕痃癖肠覃石瘕》及下文"痛发无定位，上下无留止"改。

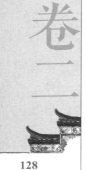

肠覃①、石瘕二症，亦自妇人得之。肠者，大肠也。覃者，延也。大肠以传导为事，乃肺之腑。肺主卫气，气温则泄，气寒则凝，今寒气客于大肠，故卫气不荣，而结瘕在内，其始发也。大如鸡卵，至其成如怀子状，久久按之坚，推之则移，然气病而血未病，故月事不断，尤以时下，是其候也。石瘕生于胞中，寒气客于子门，夫膀胱为津液之腑气，化则能出，今寒气客于子门，则气塞不通。恶血当泻不泻，日以益矣，状如怀子，结硬如石，故名石瘕。此气先病而血后病，故月事不来也。丹溪曰：痞块在中为痰饮，在右为食积，在左为死血。又曰：凡积块不可专用下药，徒损真气，病亦不去。当消导使之镕化，块去须大补。大抵脾胃乃积聚痞块之根，宜以大补脾胃为主，脾胃一旺，则邪气自消，故张洁古"有养正积自除"之说。譬之满座皆君子，其中小人自无容地而出，信斯言也。治法：痰宜二陈加瓦龙子②，食积保和丸，死血用破血、行血、顺气药。通用七气汤，贴药：三圣膏、琥珀膏。《难经》所载五积见症，及东垣五积丸，并宜参究。

五积见症

肝之积，名曰肥气，在左胁下，如覆杯，有头足。久不

---

① 覃：原作"瘅"，据医理改。
② 瓦龙子：瓦楞子。

愈，令人发欬逆、痎①疟，连岁不已。

心之积，名曰伏梁，起脐下，大如臂，上至心前。久不愈，令人烦心。

脾之积，名曰痞气，气在胃脘右侧，覆大如盆。久不愈，令人四肢不收，发黄疸，饮食不为肌肤。

肺之积，名曰息奔，在右胁下，如覆杯。久不愈，令人洒淅寒热，喘咳发肺痈。

肾之积，名曰奔豚，在小腹上至心下，若豚状或上或下无时。久不愈，令人喘逆，骨痿少气。

《脉经》曰：脉来细而附骨者，积也。凡痞气在皮里膜外，须用补气药及香附开之，兼二陈汤，先须断厚味为要。凡妇人腹中有块，多属死血。

肥气丸

治肝积。

厚朴五钱　黄连七钱　柴胡一两　川椒四钱　干姜　巴豆霜各五分　川乌二分　皂角　茯苓各一钱五分　广木　人参各二钱五分　炙甘草　昆布

上除茯苓、皂角、巴豆霜，另研末外，诸药共研匀，蜜丸桐子大。初服二丸，日加一丸，二日加二丸，渐至大便微溏，再从二丸起加服之，周而复始，积减大半勿服。

---

① 痎：原作"疾"，据《苍生司命·卷五·五积见症》《万病衡要·卷之三·五积见症》改。

伏梁丸

治心积。

黄连一两五钱　厚朴五钱　黄芩三钱　桂枝　茯神　丹参各一钱　干姜　菖蒲　巴豆霜　红豆蔻　川乌头各五分

上除豆霜另研，馀共和匀，蜜丸桐子大，如上法用。淡黄连汤下。

痞气丸

治脾积。

厚朴四钱　黄连八钱　茱萸三钱　黄芩　白术各二钱　茯苓　人参　泽泻各一钱　川乌　川椒各五分　茵陈　干姜　砂仁各一钱五分　巴豆霜　桂枝各四分

上除豆霜、茯苓另研，馀和匀，蜜丸桐子大，服如上法。淡甘草汤下。

息奔丸

治肺积。

厚朴八钱　黄连一两三钱　干姜　茯苓　川椒　紫苑各一钱五分　川乌　桔梗　白蔻仁　陈皮　三棱　天冬　人参各二钱　青皮五分　巴豆霜四分

上除茯苓、巴豆霜另研，馀和匀，丸桐子大，照上法。淡姜汤下。

奔豚丸

治肾积。

厚朴七分　黄连五钱　茯苓　泽泻　菖蒲各二钱　川乌　丁香　巴豆霜各五分　苦楝皮三钱　玄胡一钱五分　蛉蝎　附子

独活各一钱 肉桂一分 淡姜汤下，研服如上法。

导气枳壳丸

治气结不散，心胸痞痛，逆气上攻，分气逐风，功莫尽述。

枳壳 木通 青皮 陈皮 桑皮 萝卜子 白丑 黑丑 广茂 茴香 三棱 等分，为末，姜汁、面糊丸，桐子大。橘皮汤下三十丸。

血块丸

治妇血块如盆，有孕，难服峻药。

香附四钱 桃仁 白术各一两 海石二两 神曲糊丸。

积块丸

治血积。

海石 三棱 莪术 香附以上用醋煮过 桃仁 红花 五灵脂 为丸，石醶白术汤下。

三因散聚汤

治聚气在六府，随其上下发作，有时令人心腹疼痛，攻刺腰胁，小腹膜胀，大小便不通。

大黄 陈皮 桂心 杏仁 茯苓各一钱 甘草 附子 川芎各五分 枳壳 厚朴 吴萸各一钱五分 半夏 槟郎 川归各四分 姜三片 水煎。大便利，大黄去之。

二陈汤

治痞块皮里膜外，须用补气药及香附开之，兼二陈，先须断厚味。（方见中风）

保和丸

治痞在右为食积。（方见内伤）

七气汤

三稜　莪术　青皮　陈皮　藿香　桔梗　肉桂　益智　香附　甘草　姜三片　水煎。

小温中丸

治食积成痞块，面色萎黄，肌肤虚肿，饮食无味。

青皮　陈皮　针砂各一两　香附四两　苍术　半夏各二两　白术　苦参各五钱　黄连

曲糊为丸。

又方

针砂　香附各四两　山查　神曲　山栀　厚朴　苍术　半夏各一两　黄连一两五钱　台芎五钱

曲糊为丸，一方加人参，炒白术一两五钱，有苦参，用白术不用黄连。

大温中丸，一名大消痞丸

治同前。

黄连　黄芩各六钱　姜黄　白术各一两　人参　陈皮　泽泻　甘草　砂仁　干姜　炒曲各二钱　枳实五钱　半夏四钱　川朴三钱　猪苓一钱五分　炊饼糊丸。

二圣膏

贴痞块。

用末化石灰半斤，为末，瓦上炒黄色提出，候热退，入大黄末一两，炒热，仍提出，入桂心末，五钱，暑炒，以米醋熬成膏，厚纸摊贴患上。

琥珀膏

大黄　朴硝各一两　为末，大蒜捣膏和贴。

香积丸

治五积六聚气块。

三稜　槟郎各六两　山查四两　青皮　陈皮　莪术　枳
壳　枳实　卜子　香附各二两　黄连　神曲　麦芽　鳖甲　干
漆　桃仁　硇[1]砂　砂仁　归稍　木香　甘草炙，各一两　醋糊
为丸，桐子大，白汤下三四十丸。

千锤万应化痞膏

乳香　硇砂　天竺黄　轻粉　没药　儿茶　阿魏　芦荟
土木鳖各五钱　草麻仁三两　蜈蚣七条焙干　川山甲一两土炒　百
草霜一两五钱

上末松香一斤，水煮过，布滤渣，埋土内七日，共和，锤
万馀下，锤头常用香油涂上，锤成膏，极匀如系，入罐中蜡
封。大人每用三钱，小儿减半，蒸化用绢摊开，看块之大小
用之，如贴起泡暂去，二三日再贴，久用痞块化成脓血，随
入大便，此药入神。

---

① 硇（náo 挠）：同"硇"。

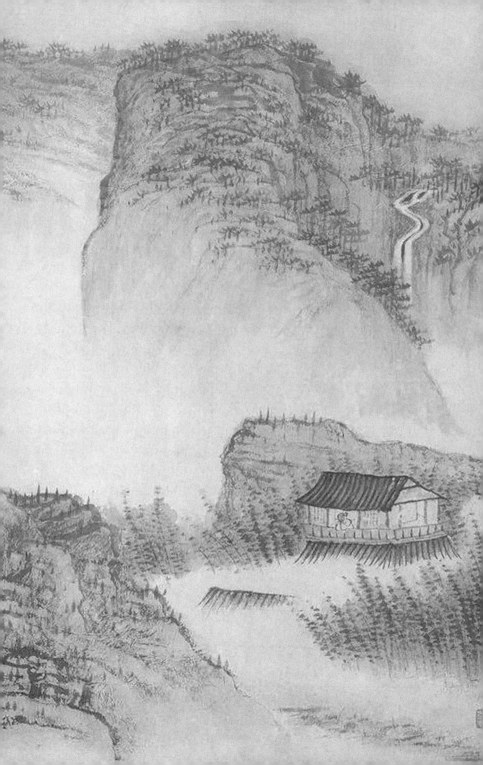

丹溪曰：如人瘟一般。此天行瘟疫病者，乃感天地不正之气。盖房劳辛苦之人，此为虚重瘟也。毒自内出，此为伤寒。师云：凡表病者先看病者两目露血丝，以验其热浅深。若苔黄白紫黑，以验其里症。舌苔黄白紫黑，则又枯热之极有之。

断纹，其有无痛处，必发黄，分别表里经络，若紫黑经脉，则是蓄血之症。眼脉胁肋，若小便自利，则身重处。五苓散，此法看伤寒初得病一二日，见太阳症便溏泻而渴，初得病一二日，有表证，发狂谵语，玄明粉为要药也，大便秘结，五七日不解，宜大承气汤。

瘟疫稍久，大便秘而渴，发热不退，宜五苓散。大头病，乃湿热在高巅之上，用荆芥药，小儿斑疹之证，又随出而治之者吉，身有热而不渴者，宜白虎汤下之。

作渴，出于心火。丹溪曰：少阳为疟，故知此三法者。瘟疫者，视形色，而染者色。

瘟疫一起即发散宜降。表里悉除者，宜参芪甘术温补之，自汗太甚者赤宜下之，若渴用桃仁承气汤，紫黑者，宜小柴胡去枳实合四苓散成香连丸。又桃仁承气汤宜下之，渴用白虎汤。

卷

三

劳病

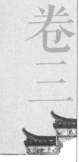

劳因伤成。经曰：阴虚生内热。《难经》云：至脉从下上损，脉从上下也。一损于皮毛，毛聚而毛落。二损于血脉，血脉衰少，不能荣于五脏六腑。三损于肌肉，肌肉消，不为肌肤。四损于筋，筋缓不能自收持。五损于骨，骨痿不能起床。然治损之法，损其肺者，益其气；损其心者，滋其荣；损其脾者，调其饮食，适其寒温；损其肝者，缓其中；损其肾者，益其精。河间曰：心肺损而色敝，肾肺损而形痿。但《机要》有言：感寒则损阳，损自上而下；感热则损阴，损自下而上。独以寒热言之，恐未尽虚损之理，而不及《难经》之该①且博②也。大抵劳病根因各自不同，酒伤肺，色伤肾，思虑伤心，劳倦饮食伤脾，忿怒伤肝，此五者皆能致劳也。大抵③酒色成劳者多耳。或问六腑岂尽无成劳者乎？予④曰：伤脏者多，六腑间亦有之。

---

① 该：具备，充足。
② 博（bó薄）：同"博"。
③ 大抵：《苍生司命·卷五·虚损成劳证》作"大约"，《万病衡要·卷之四·虚损成劳证》作"大要"。
④ 予：原作"子"，据《万病衡要·卷之四·虚损成劳证》改。

肺劳

肺如华盖，其气轻清，既不受寒，亦不受热。然酒性本热，多饮则肺受火邪熏蒸，日久以致鬱遏不清，胀大不敛，或喘咳，渐至音哑，骨蒸寒热，皮毛焦干，如何可救？

肾劳

人之五火，皆赖肾水制之。色欲过度，则肾水虚，虚则热矣。肾脉贯肝膈，入肺中，循喉咙，系舌本，所以肾虚之人先动肾火，延入肝膈，遂挟相火，使入肺中，始则咳嗽，久则发热，盗汗遗精，骨痿肉脱，甚至伤脾，泄泻作而危殆矣。

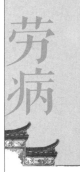

心劳

心者，血之源，荣气发动之始。心不妄役则精血日生，惟劳焦日久，思虑过度，则心血日耗，肝无所秉，脏腑无所润，筋脉无所养，荣气不行，邪热随作，经所谓阴虚生内热也。热盛剋金，金衰嗽盛，日见销烁而危亡立待，此症不得志者多有。

脾劳

元气静则神藏，动则消亡。若劳倦过甚，饮食不节，二者皆脾气受伤，不能舒发，以致饮食不化，泄泻频作，血气不生，肌肉不长。况脾者肺之母，脾气衰惫则肺失所资，津液枯涸，咳嗽殊甚，劳斯成矣。

肝劳

大怒则令人暴绝，煎厥使血菀于上，故多怒之人肝火屡动，而所藏之血随火上逆，大吐不止，稍久则并腑脏膻中之血，尽吐不留焉。所谓相火一动，则五火相煽而动，火动则血随之矣。真血去多，自成空廓，以致金不制木，木火凌肺，经所谓侮其所不胜也。发热，咳嗽，胁痛，喘急而劳日剧矣。由是观之，劳病同名根因不一，治者当究始末，明在何经受病，不可模糊泛治。

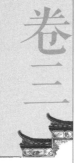

五劳见病

肺劳者，咳嗽、喘急、衄血、嗽血，皮肤枯槁，鼻塞声沉，时吐痰沫，脉微虚而濇数。

肾劳者，足胫痠^①痛，腰背拘急，遗精白浊，面色鼜黑，耳轮焦枯，脉沉细数。

心劳者，心神惊惕、怔忡无时，盗汗、自汗，心烦热闷，口舌生疮，咯血面赤，脉洪而数。

脾劳者，面色痿黄，唇口焦燥，饮食无味，腹痛肠鸣，泻利，四肢倦怠，脉虚濡而数。

肝劳者，面青、颊赤、多怒，虚阳不敛，梦与鬼交，甚至卵缩，筋急脉弦而数。

---

① 痠：人身肌肉过度疲劳或因病引起的酸痛无力的感觉。

治劳病要语

劳病有阳虚，有阴虚，有阴阳两虚者，在精察而酌处之，勿令误也。凡气皆阳也，精血皆阴也。阳虚者四君子；阴虚者四物加知、栢，阴阳两虚者合而用之，此定理也。如阳虚而误补阴，则吐逆痞闷，渗泄之症生焉，其人解㑊。阴虚而误补阳，则盗汗嗽热梦遗之症成焉，其人烦燥。今之医者，凡见人有自汗，怠惰，嗜卧，食少，皆用补中益气、十全大补，固当矣。至于阴虚而倦怠、少食、癯①弱、盗汗亦每用之，甚者明见吐血发热咳嗽，尤用之不置焉，是促其亡也。殊不知既虚矣，而犹补阳则阳愈亢，阴愈虚，诸病悉加，将何望其生耶。

阴虚久服补阳论

阴虚补阴，理也，今误补阳已非理矣，况久服乎？久服则大助阳邪燥灼，真阴渐亡，阳邪并炽，真元之气无所附丽乃成飞越，或吐血发热，或二便燥秘不通，或筋骨挛痛，或精神恍惚，或五脏绝终于内而痢不禁，勺水不入而死矣。

论劳可治症

劳病失血、发热、咳嗽、梦遗、盗汗，皆阴虚也，而卒有可治者，皆脾胃充盛，饮食多进致然。大哉，坤土乎！万

---

① 癯（qú瞿）：瘦。

物赖养者此也，血气赖生者此也。脾旺饮食自调，精血自生。虽有邪热，药得以制之、消之，久则邪日退而正日复，此病之所以可起也。若脾胃一弱，则养血生精清肺之药，不无出入加减，而脾胃日愈损矣。将见元气下陷，虽滋肾而肾不生精，虽养心而心不生血，虽清肺而肺不生液。盖元气一亏则邪火日炽，不能壮水以制阳光，治何益哉？予常起数十人，皆脾胃壮健，元阳不亏，伐相火之邪，滋金水之正，随手取效，故以告同志。

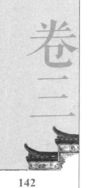

论真火动不可治症

凡真火动者，皆不可治，岂独肾哉！人之有肾，犹木之有根，水之有源，制阳元，健筋骨，所系重矣。愚民不知，而御内太过，肾室虚空，遂生内热，挟相火而贯肝膈入肺中，循喉咙，系舌本，此咳嗽、吐血、潮热之所由来也。若伤损轻，知觉早，调养之专，犹可冀其生。若损伤甚重，失血之频，仍邪火日炽，此真火动于肾也，不治。肺如华盖，其位高，其气清，其体浮，形寒饮冷先伤之，至于邪火尅金则伤之重矣。故醇饮之人，肺先热，胃厝①邪火，镇日②薰蒸，或成肺胀则咳嗽喘急，或成痈痿则音哑无声，皮毛干枯，癃瘦骨立，此真火动于肺也，不治。

---

① 厝（cuò 错）：安置之意，此处指隐藏。
② 镇日：《苍生司命·卷五·论真火动者病不可治》作"逐日"；《万病衡要·卷之四·论真火动者病不可治》作"错日"。镇日，整天，从早到晚。

肝者，将军之官，其性暴，其动速，无病则藏血，有病则逆血。经云：大怒则令人煎厥，暴绝使血菀于上。盖大怒之人，先动其肝，性猛烈，气即逆上，血随气逆，大吐不止，肝室虚空，内火愈炽，心虽生血，肝不复纳，心血虽临，不移时而辄出矣。此真火动于肝也，不治。

脾者，仓廪之官，五味出焉。故饮食入胃，赖以运化。脾火暴盛，血液枯绝。胃虽能纳，脾失转运，泄泻无度，补则愈甚，清则濡弱，脉细而数，肌瘦骨立。此真火动于脾也，不治。

世有真头痛者，火炎水灭。有真腹痛者，阳亢阴亡，皆真火动也。经曰：暴病暴死者，皆属于火，其斯之谓欤。亦有属寒者急温之，犹可治也。

劳病主方

四君子汤

治气虚。

六君子汤

治气虚挟痰。

四物汤

治血虚。

十全大补汤

治气血俱虚挟寒暑。

八物汤

治气血两虚。

肾劳方

当归　川芎　白芍　熟地　知母　黄柏　五味　麦冬　天冬　泽泻　杜仲　肉桂

加童便、韭汁、竹沥。

心劳方

茯神　胡黄连　莲心　远志　菖蒲　辰砂

加芎、归、芍、地。

肝劳方

沙参　麦冬　五味　知母　贝母　桔梗　桑皮　地骨皮　欵花　紫苑　兜苓　百合　百部

加芎、归、芍、地、童便、竹沥、姜汁。

脾劳方

人参　白术　茯苓　甘草　白芍　连肉　薏仁　山药　泽泻　扁豆

黄耆汤

治肺劳短气虚寒，皮毛枯涩，津液不通，气力损乏，脉来迟缓。

人参　黄耆　白芍　桂心　附子　生姜　土枣

二母散

治肺劳有热，不能服补气之剂。

知母　贝母　等分，为末，清晨，调下二钱。

六味地黄丸

治肾经虚损，久久憔悴，盗汗发热，五脏俱损，瘦弱虚烦，骨蒸痿弱，下血咯血。

照古方分两，蜜和丸，如桐子大，空心，盐汤下五十丸。

人参固本丸

天冬　麦冬　生地　熟地各二两　人参一两　蜜丸如桐子大，淡盐汤下六十丸。忌萝卜。

崔氏八味地黄丸

治肾间水火俱虚。

大补阴丸

降阴火，补肾水。

黄栢　知母各四两　熟地　龟板各六两　共末，猪脊髓和，錬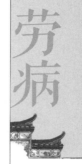①蜜丸。

补阴丸　又名虎潜丸

黄栢八两　知母　熟地　白术　陈皮　牛膝各三两　龟板四两　虎胫骨一两　锁阳　当归各一两五钱

上末，酒煮羖羊肉极烂，捣丸，盐汤下。冬加干姜五钱。

加味虎潜丸

人参　黄耆　白芍　黄栢　当归　山药各一两　锁阳　枸杞　虎胫骨　龟板　杜仲　兔丝子酒蒸，晒干　破骨纸　五味各七钱五分　牛膝二两　熟地四两　錬蜜，猪脊髓，为末，桐子大，淡盐汤下。

滋阴大补丸

补阴和阳，生血益精，润肌肤，强筋骨。

---

① 錬：同"炼"。下同。

牛膝　山药各一两五钱　杜仲　巴戟　山萸　肉苁蓉　五

味　茯苓　茴香　远志各一两　石菖蒲　枸杞各五钱　熟地二两

红枣、蜜丸桐子大，盐汤下，与上虎潜丸间服更妙。

补肾丸

黄柏　杜仲　龟板　牛膝各二两　陈皮一两

冬加干姜五钱，夏加五味五钱。共末，米糊丸。

龟鹿二仙胶

鹿角十觔　龟板五斛　枸杞三十两　人参十五两

铜锡坛，如法熬胶，清晨，初服，酒化一钱，渐至三钱。

安神丸

治忧愁思虑伤心，伤则苦惊善忘，夜不眠。

黄连　朱砂各一两　当归　生地　炙甘草各五钱

汤浸蒸饼，为末，黍米大，每服十五丸，津液嚥[①]下。

归脾汤

治饮食太饱，伤脾，面黄善卧。

人参　茯苓　龙眼肉　酸枣仁　黄耆　白术各一两　远志

一钱　木香　炙甘草　当归各五分

养荣汤

治失血脉虚。

人参　黄耆　陈皮　白芍　甘草　当归　茯苓　五味

远志　白术　桂心　熟地　加枣煎。

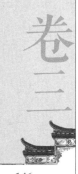

---

① 嚥：同“咽”。吞食。

犀角地黄汤

治劳心动血，衄血。

生犀角镑二钱　生地二钱　白术　丹皮各一钱

天王补心丹

治过劳伤心。（方见火症）

补中益气汤

治劳倦伤脾。（方见内伤）

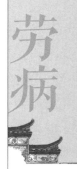

附五脏之气绝于内论

或谓五脏之气绝于内者，利不禁下。甚者手足不仁。何谓也？师曰：五脏者，心肝脾肺肾，皆阴也，荣气亦阴也。平人五脏气旺协和，荣气主维于其内，故血液充，阴精固，大便润，小便长。奚病焉惟火邪燔炽而五脏齐稿，五行相尅而七传者死，此五脏之气绝矣，五脏气绝则荣气无所管摄而陷下不禁，在病劳则肠垢虚脱，在恶利则洞泄异常，气虚血陷，手足自尔不仁，此症之急危也，阴气已绝故也。或又言常见痢疾每下百度，昼夜无休，完谷不化，下体麻木，治之可生母，亦脏气绝而犹有可救者欤。师曰：此非藏气绝也，症虽相似而实殊。此人春夏受热，藏于脏腑，复出肠胃，火性猛烈，奔迫后重。河间所谓“火性疾速，不能停留于胃也”，其完谷不化，非胃气绝也。仲景谓“邪热不杀谷者，是也”。下体虽麻木而犹未至于手足不仁，不仁则併麻木而不知，势虽急而犹未至不禁，不禁则上无胀闷，中无痛楚，下无奔迫，但孔如竹筒，漫无约束，直流不休，诃①子婴粟②咸无功矣。虽有卢扁，将安施乎！以上二症，病虽相似，而虚实生死不同，辨之当精。

六腑之气绝于外论

或谓《要畧》曰：六腑气绝于外者，手足寒，上气逆，脚缩，何谓也？师曰：六腑者，胃、大肠、小肠、膀胱、胆、三焦，皆阳也，卫气亦阳也。平人六腑之气旺，故合卫气以流行于一身，护皮毛，温手足，气和平而足舒畅，奚病焉。

若夫病久损深，六腑之气渐绝，或暴病虚脱，六腑之气断绝。内阳既绝，则卫气无所禀受，而与之俱绝，手足之寒宜矣。阳气一乱则气逆上而不平，无阳养筋则气挛缩而不畅，此症极危，阳气已绝故也。或有言常见人有手足寒气逆上，脚挛拘，治之得恣③，母④六腑气绝而犹有可救欤？师曰：此非腑气绝也，症相似而实不同。《内经》曰：阳气衰于下者，为寒厥，阴气衰于下者，为热厥。手足寒，乃厥症也。又曰：不得卧而息有音者，阳明之脉逆也，起居如故而息有音者。肺之脉络逆也，是上气逆也。又言：湿热不攘，大筋短软，小筋弛长。短软为拘，弛长为痿。脚缩者，湿热病也。兹三

---

① 诃：原作"柯"，据文义改。
② 婴粟：今统用"罂粟"。
③ 恣（shū 舒）：古同"纾"，缓解之意。
④ 母："毋"的古字。毋，无。

者皆非气绝也，乃暴病有馀之症，邪火阴寒之所为，观症者当以脉辨之。阳绝之脉，必慢如滴水，浮如蛛丝，或散或微或绝，岂若三病有馀之脉，神气犹存乎！

附吐血方

凉血散

片芩[①]　茜根　茅花　阿胶　生地　白芍各七分　黑栀八分郁金六分　生甘草四分　扁柏一钱，署炒　水煎，入童便半钟服。

吐血奇方

白及，不拘多少，研末，每服五分，白水调下。

四生丸

艾叶　扁柏　荷叶　生地　等分，捣烂，丸如弹子大。

犀角地黄汤

犀角二钱　生地一钱五分　赤芍　丹皮各八分

黄连石羔汤

黄连　黄芩　知母　石羔　甘草

饮酒过多，衄血，本方加升麻、葛根。

清凉四物汤

治吐血呕血。

香附童便浸　当归　白芍　生地　黄连　片芩　黄栢栀子

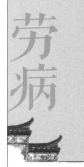

149

---

① 芩：原作"芩"，据医理改。

五味麦冬汤

麦冬　百部　归身　生地　欸冬花　片芩　白芍　阿胶
贝母　花粉各七分　五味七粒　茅根　茜根各五分

六味地黄丸（方见劳症）

治鼻涌不止。

急用百草霜，擂水涂鼻，及龙骨散，吹入即止。

小便血症初起。

辰砂、六一散，灯心汤调下三钱。

加味五苓散

白术　茯苓八分　猪苓　泽泻　牛膝　山栀各七分　瞿麦
赤芍　归尾　木通各六分　桂三分　木香二分①　鬱金　生地各
五分

加味小蓟饮子

生地　小蓟　滑石　通草　淡竹叶　蒲黄炒　藕节　当
归　山栀　甘草炙　车前　麦冬　陈皮　牛膝

滋阴补肾丸

黄柏　知母各二两　熟地三两　归身二两五钱　牛膝一两五钱
茯苓　泽泻一两　蜜丸桐子大。

---

① 二分：原文后有一字漫漶不清。

眩运

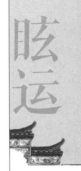

眩运者，目花黑暗旋倒，其状头眩目闭，身转耳聋，如立舟车。丹溪曰：无痰不眩，此症属痰居多。痰在上，火在下，火炎动其痰，故作眩运。经曰：诸风掉眩，皆属于肝木。治法当加制肝之剂为佐使，然有气虚血虚挟痰而眩运者，有伤风寒挟痰而眩运者，有痰厥眩运者，有因呕吐、衄血、崩漏、便血并产后失血过多而眩运者，有火动痰而眩运者，各宜推类。气虚，四君子、人参益气汤，量加川芎、菊花、天麻；血虚，四物汤加贝母、天麻、秦艽、陈皮、甘草；伤风寒，宜荆芥穗、防风、薄荷、天麻、白芷、川芎、南星、白附子、半夏；痰饮，加减白术半夏天麻汤、茶煎散。诸失血过多，大补阴血自愈。吐血即眩运者，胸中有死血，迷闭心窍而然，是宜行血清心自安。产后血运，即《要畧》所谓新产妇有二症，一曰病郁冒也。初昏倒不知人，急烧旧漆器薰鼻窍即苏，随进十全大补汤倍人参、黄耆，血脱益气，阳生阴长之义也。火动其痰者，二陈加黄芩、苍术、羌活。挟气虚者，亦以治痰为主，加补气降火药。人肥白而眩者，治宜清痰降火为先，而兼补益之剂。人黑瘦而眩者，治宜滋阴降火为要，而兼抑肝之剂。此治眩运之大旨也。

六君子汤

治气虚眩运。

十全大补汤

治产后眩运。

四物汤

治血虚眩运。

人参益气汤

黄耆　炙甘草　升麻各五分　五味十粒　柴胡　人参各一钱三分　生甘草一钱　白芍七分　枣二枚

白术半夏天麻汤

治痰厥眩运。

黄柏二分　干姜三分　泽泻　白茯苓　天麻　黄耆　人参　苍术各五分　神曲　白术各一钱　麦芽　半夏　陈皮各一钱五分　姜二片　枣二枚　温服。

芎归汤

治去血过多眩运。

川芎　当归　等分，产后加参。

独黄散

治眩运不可当者，实人服下立愈，虚者不可轻用。

大黄酒炒，为末，茶酒调下三钱，即愈。

头痛

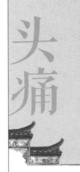

　　头为诸阳之首，一有痛楚，无问标本，宜先治之。但经络有三阳三阴之不同，见症有气虚血虚之不一。然又有风寒，有湿热，有痰火、痰厥，有内伤，有伤寒，有偏头痛，有眉棱骨痛，有真头痛，症各不同，治者宜各推类求之。太阳头痛，在巅顶，两额角，恶风寒，脉浮紧，宜川芎、羌活、独活、麻黄、藁本。少阳头痛，连耳根，徃①来寒热，脉弦，宜小柴胡汤。阳明头痛，连目眥②颊齿，发热，自汗，脉浮长大，升麻、葛根、石膏、白芷。太阴头痛，有痰，体重腹痛，脉沉头重，苍术、半夏、南星。少阴头痛，三阴三阳经不流行而足寒气逆。厥阴头痛，引目系，吐痰沫，厥冷，脉浮缓，吴茱萸汤。此六经并挟外邪也。气虚头痛，在清晨，耳鸣，九窍不利，肠胃之所主③也，治宜补中益气汤倍加川芎、藁本、参、芪。血虚头痛者，多在日晚，自鱼尾上攻，治宜四物汤倍芎、归加白芷、细辛。气血两虚者，调中益气汤加川芎、蔓荆子、细辛。痰厥头痛，眩运，白术半夏天麻汤。风湿热头痛，清空膏。风寒感冒头痛，防风、羌活、藁本、白

---

① 徃：同“往”。下同。
② 眥：亦作“眦”。
③ 主：《苍生司命·卷五·头痛证》作“生”。

芷。内伤头痛，乍痛乍止，补中益气加苍术、川芎、山查、神曲。伤寒头痛不止，治见伤寒门。有头半边痛，左属风及血虚。风用荆芥、薄荷，血用归、芎、白芍、黄栢。右属痰属热。痰用苍术、半夏，热用酒芩、酒连。有眉稜骨痛不可忍者，此属风热与痰，选奇汤。若真头痛者，甚则脑尽痛，手足冷至节，此火炎水灭也，不治。治头痛，通用茶煎散、茶调散、二陈汤。治头痛皆用风药，易到高巅之上也。凡治头痛，川芎系要药，如痛在诸经，仍加引经药。

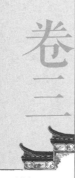

　　川芎入太阳。白芷入阳明。柴胡入少阳。苍术入太阴。细辛入少阴。吴萸入厥阴。巅顶痛，宜藁本、防风、升麻、柴胡。

小柴胡汤

治少阳头痛。

麻黄附子汤

治少阴头痛，脉沉细者。

吴萸汤

治厥阴头痛。

吴萸　生姜各五钱　人参二钱　加土枣煎。

补中益气汤

治气虚及内伤。

加川芎，倍黄芪。

四物汤

治血气头痛。

倍芎、归，加白芷、细辛。

调中益气汤

治气血俱虚头痛。

加蔓荆子、细辛、川芎。

白芍半夏天麻汤

治痰厥头痛。

清空膏

治偏头痛，兼治风湿热头痛，上壅头面及脑痛不止者。
（除血虚头痛不治）。

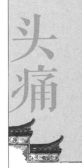

川芎五钱　柴胡七钱　黄连　防风　羌活　熟黄芩各一两
炙甘草　生黄芩各一钱五两

上末，入盐，内茶调如膏，少用白汤送下，临卧服三钱。

选奇汤

治眉棱痛。

羌活　防风各二钱　甘草一钱，夏生，冬炙　片芩一钱五分
煎服。

茶调散

治诸风上攻，头目昏痛，鼻塞声重。

薄荷四两　荆芥　川芎　羌活　白芷　炙甘草各一两　细
辛五钱　防风二钱五分

上末，清茶调下。

安神汤

治头痛，头旋眼黑。

生、炙甘草各二钱　防风二钱五分　柴胡　升麻　生地　知

母各五钱　酒栢　羌活各一两　黄芪二两　水煎一沸，加蔓荆子五分　川芎三分，再煎，卧时服。

彻清膏

蔓荆子　细辛各二分　薄荷　川芎各三分　生、炙甘草各五分　藁本一钱

上末，茶清调下三钱。

茶煎散

川芎一钱　甘草三分　薄荷　白芷　防风　细辛　羌活　荆芥　藁本　辛夷①各五分　加茶叶一撮水煎。

---

① 辛夷：原作"夷辛"，据医理改。

胃脘痛

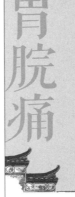

胃脘痛者，俗谓之心痛。古方名为脾痛，盖胃之上口名贲门，贲门与心相连，经所谓胃脘当心而痛者是也，其症由清痰食积欝于中，七情九气触于内，以致清阳不升，浊阴不降，而肝木之邪得以乘机侵侮而为病也。然病不一，有真心痛者，客寒触犯心君，或汗血冲心，手足清黑过节。脘者，但朝发夕死。其馀有痰，有火，有死血，有客寒犯胃。有虚痛、实痛，有食积痛，有虫痛者。治火痛，用牛黄丸至效，煎剂用芩、连、山枝末[①]同白蒺藜[②]。治痰用玄明粉，汤用二陈加枳壳、枳实、片芩、山栀、木香少许。治死血，在胃脘宜桃仁承气汤加玄胡、红花、归尾，先用韭汁频呷之。治客寒犯胃，用草豆蔻劫止之如神，或苏合丸，汤用姜、砂仁、木香；虚痛，以物按住则痛止，治宜理中、二陈加和血药。久病元气虚弱，肢体怯薄，脉弱手欲按者，六君子汤加砂仁、香附。实痛，因气怒饮食，卒痛，便秘，心胸高起，手不可按是也，二陈加行气消食药。虫痛者，面上必有白瘢，唇红，

---

① 末：《苍生司命·卷五·胃脘心痛证》作"水药"；《万病衡要·卷之四·胃脘心痛证》作"末药"。

② 同白蒺藜：《苍生司命·卷五·胃脘心痛证》《万病衡要·卷之四·胃脘心痛证》俱作"或用白蒺藜作散服"。

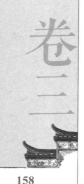

时作时止，二陈加苦楝根煎服。丹溪曰：治心痛虽分新久，若明知身受寒气，口食寒物于初病之时，当用温利温散之剂。若稍久而成齄，齄则成热，若用温剂，宁不助火添病乎！故古方多用山栀为君，热药为之，引导则邪易散，病易退，此病虽久，不食不死。若痛方止，即恣口，腹痛必再作，此确论也。

火脉浮数[1]，痰脉滑食，死血脉濇，寒脉沉迟，虚脉软弱细小，痛甚脉伏。

用效煎药方

痰火兼治。

陈皮　玄胡　贝母　赤茯　青皮　香附各七分　山栀一钱草豆蔻二分　川芎　厚朴各五分

有死血，加丹皮、桃仁。

有猛痰，加胆星、半夏。

牛黄丸

治火痛神验。

大黄　白牵牛头末各一两　为末，丸粟米大，强人服一钱二分，弱人服七八分。

白蒺藜散

治火痛。

白蒺藜、桃、柳条同炒，末，酒调下一钱。

---

① 数：《苍生司命·卷五·胃脘心痛证》作"散"。

治痰痛，用玄明粉，白汤送下一钱二分。

桃仁承气汤

治死血在胃脘作痛，本方加玄胡、红花、归尾，先用韭汁频呷之。

草豆蔻丸

治客寒犯胃作痛。

豆蔻　半夏　泽泻各一两　小便利者减半　橘皮　吴萸　人参　僵蚕　黄芪　益智仁各一钱　甘草　炙甘草　归身　青皮各六钱　桃仁七个　麦芽一两五钱　神曲　柴胡胁不痛者减半　姜黄各四钱

上除桃仁，另研，馀末蒸，并丸桐子大，白汤只可用一二服。

二陈汤

治气怒饮食卒痛、便秘、心胸高起、手不可按，本方加行气消食药。

治虫痛，二陈加苦楝根煎服。

失笑散

治心气痛不可忍，小肠气痛。

蒲黄　五灵脂各等分　先以醋调二钱，煎成膏，入水一钟煎，食前服。凡见心膈大痛，攻走腰背，发厥呕吐，诸药不效者，就吐中以鹅翎探之，出稠痰碗许而痛即止。

泰山夺命丸

治心气虚痛，至验。（本方并服法，录《附尾集》）。

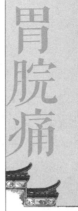

黄丸子

治心痛极验，并治里急后重，作痢亦效。

木香　槟榔　茯苓各五钱　三棱　莪术　青皮　甘草各四钱　陈皮　黄连　黄栢　黄芩各六钱　大黄　牵牛各一两　白及七钱　香附八钱　枳壳

上末，菉豆大，视虚实，量用之。

腹痛

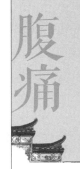

丹溪曰：腹痛有寒，有火热，有死血，有食积，有湿痰，有虚有实。夫寒痛者，常痛而无增减。成无己曰：阴寒为邪，则腹痛而兼吐利，治宜理中汤加吴萸、玄胡，甚者入桂、附。火热痛者，时痛时止，《原病式》曰：热爇于内，则腹满坚结而痛，不可例言，为寒也。脉洪者，黄芩芍药汤。便秘，脉大者，宜下之，调味承气汤、备急丸。死血痛者，痛有常处而下移。成无己曰：邪气聚于下焦，津①液不通，气血不行，或溺或血，留滞于下，是生胀碍②，小便利者，宜川芎、白芍、归尾、桃仁、红花。跌打瘀血，宜桃仁承气。若小便不利者，则为溺滞，非蓄血也。食积痛者，痛甚欲便，大便之后，则痛减，脉弦，宜温散之，保和丸加行利药，以食得寒则滞，或用吐法。湿痰痛者，凡③痛，大小便不利，脉滑，以痰因气滞而聚，阻碍道路，气不得宣通故痛。治宜开痰开郁，二陈汤。实痛者，腹胀满，手不可按。元气实者，宜荡之，大承气汤；虚痛者，以手按之则痛止。

---

① 津：原作"浸"，据《苍生司命·卷五·腹痛证》《万病衡要·卷之四·腹痛症》改。
② 碍：《苍生司命·卷五·腹痛证》《万病衡要·卷之四·腹痛症》均作"满"。义胜。
③ 凡：《万病衡要·卷之四·腹痛症》作"先"。

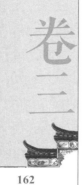

戴人①云：其人本体原弱，或大病后，气血两虚得之。不可俱例于诸痛，不宜服参、芪之药，急投温补重剂，四君子理中加顺气药。汗多倍参、芪、炒芍药。治腹痛，必用温散药，以其郁结不行，阻气不运故也，凡人脐下忽火痛，人中黑色者，多死不治。师云：凡在胃脘下痛者，多属食积。绕脐痛者属火，脐左右、少胁痛者，多属死血。小腹痛者属寒。当宗此辨②之。《医书③》云：白芍药惟治血虚腹痛，馀痛俱不治。今考古方，腹痛用白芍四钱、生甘草二钱，甚效。又考：白芍不惟治血虚，而能大行气。腹痛，荣气不从，逆于肉里，今得白芍，行其荣气，又用甘草之缓和其逆气，此不治之治，乃所以深治之也。

用劾治腹痛方

白芍二钱五分　生甘草一钱　青皮　陈皮　砂仁　玄胡山枝各七分　乌药五分

如痛连两胁者，加柴胡七分。有热冲上，加黄芩五分。

加味理中汤

治虚寒作痛。

人参　白术　甘草　干姜　玄胡　甚者，入桂、附。

黄芩芍药汤

治火痛，脉洪。

---

① 戴人：原作"戴氏"，据《苍生司命·卷五·腹痛证》改。
② 辨：同"辨"。下同。
③ 医书：《苍生司命·卷五·腹痛证》《苍生司命·卷之四·腹痛症》均作"丹溪"。

调味承气汤

治火痛便秘，脉大。

备急丸

治同上。

桃仁承气汤

治死血痛。

四逆汤

治小腹痛。

保和丸

治食积痛，本方加行气利气药。

二陈汤

治湿痰痛，本方加导痰开郁药。

大承气汤

治实痛，腹胀满，手不可按者。

六君子汤

治虚痛，以手按痛止。

承气汤

治绕脐痛。

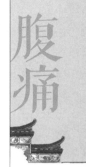

腰痛

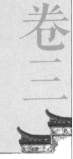

　　丹溪曰：腰痛有肾虚，有瘀血，有寒湿，有湿热，有痰积，有挫闪痛而不已者。属肾虚，痛有定处，日轻夜重。大便黑，小便黄赤者，属瘀血。往来走痛者，属痰积。腰冷身重如带五千钱，或遇阴寒即发，晴暖即减者，此属寒湿痛。而或作或止者，属湿热。治法：肾虚者，脉大，宜补之，煨肾丸及煎剂杜仲、枸杞、知、栢、山萸、兔丝子。瘀血者，脉濇，宜逐之，四物加桃仁、红花、苏木、乳香、没药。湿热者，脉缓，宜分利之，渗湿汤、苍术汤加杜仲、黄栢、川芎。痰积者，脉伏滑，宜开导之，二陈汤加苍术、南星、竹沥、杜仲。挫闪者，宜行之，用如神汤。寒湿痛，即肾着痛，治宜流湿，兼用温散肾着汤。经曰：动摇不能，肾将惫矣。故腰痛虽有五症，其原皆本于肾虚，蓋腰者肾之府，人身之大关节，诸经皆贯于肾而络于腰，故肾经一虚而腰痛之诸病作矣。经曰：邪之所凑，其气必虚。诸腰痛不宜用补气药，亦不可峻用寒凉药。

煨肾丸

治虚痛不止。

杜仲炒，去丝，研末，用雄猪腰切开，入末，湿纸包裹，慢火煨熟，纸干腰香为度，清晨食一二个，酒下。

补肾丸

治肾虚作痛。

四物汤

治瘀血作痛，本方加桃仁、红花、苏木、乳香、没药。

渗湿汤

治寒湿所伤，身体重着，如坐水中。

苍术　白术　甘草　茯苓　干姜　橘红　丁香　加生姜、南枣煎服。

苍术汤

治湿热腰腿疼痛。

防风　黄柏　柴胡　苍术　姜二片煎。

二陈汤

治痰积痛，脉伏滑，本方加苍术、南星、竹沥、杜仲。

如神汤

治挫闪腰痛。

川归　肉桂　玄胡　丹皮　桃仁

肾着汤

治肾虚伤湿，身重腰冷，如坐水中，不渴，小便自利。

干姜　甘草　茯苓　白术

立安散

治腰痛。

橘子　杜仲各二钱　共末，酒、水各半，煎二三沸。

独活寄生汤

治肾气虚弱，风湿流注，腰膝挛拳，掣痛不得屈伸，或缓弱冷痹，行步无力。

独活　桑寄生　细辛　牛膝　秦艽　茯苓　白芍　桂心　防风　人参　熟地　当归　杜仲　甘草_{各五分}　空心，煎服。下利者，去地黄。

当归拈痛汤

治湿热腰痛，上牵肩背，肢节疼痛，胸膈不利。

白术_{四分}　人参　升麻　苦参　葛根　苍术_{各五分}　防风　知母　泽泻　生熟地　猪苓　当归_{各六分}　茵陈　炙甘草　羌活_{各八分}　煎服。

磨腰丹

治老人、虚人腰痛。

附子尖　乌头尖　南星_{各二钱五分}　雄黄　朱砂_{各一钱}　樟脑　丁香　干姜　吴萸_{各一钱五分}　麝香

上末，蜜丸龙眼大，每一丸姜汁化开如粥厚，火煅热，置掌中，磨腰上，候药尽，粘腰上，烘绵衣包缚定，随觉热如火，一日换一次。

背痛

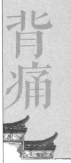
经曰：背者，胸中之府，背曲肩垂①，府将坏矣。是知背者，太阳膀胱经所主，夹脊四肢直下，其位高，其气清，凡病犯背者，咸称重病。若发背，若对口，若肩背大痛，轻者可救，重者难治，除外科所属，姑置勿论。而背痛之症，亦有五焉。按：经云：诸阳受气于胸中而转行于背，若三阳之火盛而潜行于背，则背痛难忍。始发者，即以当归拈痛汤合苏子降气汤加减用之，则升清降浊，而火可散，湿亦流矣。如病积日久，气血日衰，邪着不去，尝②见其危者众矣。又有寒气积于胸中而为心痛彻背，背痛彻心。仲景用乌头赤石脂丸以温散之。所谓温中散表，皆不远热也。又有痰涎流易③在背，或隐隐酸痛，或一点抶④痛，或上下左右更换而痛，盖气滞痰亦滞，气行痰亦行。故湿痰宜燥，结痰宜润，皆以顺气为先，气顺痰行，痛自息矣。又有肾气不循故道，逆而上行，藏病必伤于府，背重而痛，如有所负而然，必用滋肾丸，或四物加知柏、杜仲、牛膝。壮水之主，以制阳光。水足则又

---

① 垂：《素问·脉要精微论》作"随"。
② 尝：《苍生司命·卷五·背痛证》《万病衡要·卷之四·背痛症》均作"恒"。
③ 易：《苍生司命·卷五·背痛证》作"滞"。义胜。
④ 抶（bó驳）：《苍生司命·卷五·背痛证》《万病衡要·卷之四·背痛症》均作"揪"。抶，击。

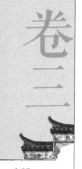

循故道而痛愈矣。又有病后虚损，元气不充以入之，亦有汗多亡阳，汗过多则心液^①损耗，阳气不足，故致痛也。二者皆当温补，不可用疎刷^②之药，愈疎刷^③则愈痛，此理至微，不可不察。

背痛神验方

羌活　赤茯各八分　秦艽　片芩　陈皮　半夏各七分　萝卜子　防风　乌药各五分　姜二片　温服。

当归拈痛合苏子降气汤

治肩背痛，湿热甚。

人参　白术　苦参　秦艽各四分　知母　黄芩　当归　羌活　萝卜子各五分　升麻　葛根各二分　茵陈　苍术　苏子各三分　姜三片　煎服。仍看病症，出入加减。

火盛背痛方

如平素弱，必兼滋补。

人参　茯神　当归　川芎　羌活　秦艽　片芩　知母　苏子　萝卜子　加姜、枣。

仲景乌头赤石脂丸

治心痛彻背，背痛彻心。

蜀椒　乌头　附子　干姜　赤石脂

---

① 液：原作"掖"，据《苍生司命·卷五·背痛证》《万病衡要·卷之四·背痛症》改。
② 疎刷：《苍生司命·卷五·背痛证》作"疏利"。
③ 疎刷：《苍生司命·卷五·背痛证》作"疏"。

上末，蜜丸桐子大，食前服二丸，每日三服。

痰涎流易在背作痛方

陈皮　前胡　片芩　花粉各七分　草寇仁　香附　萝卜子各五分　赤茯　半夏各一钱　海粉　羌活各八分　生甘草三分姜、枣煎服。

肾气热甚，不循故道，逆上太阳作背痛方

熟地　白芍　当归　黄柏　知母各一钱　杜仲八分　石斛甘草梢各五分　苏子三分　桂一分　淡竹叶四分

益元养荣汤

白术　黄芪　归身　枣仁各八分　茯神　麦冬各七分　川芎　麻黄根各五分　五味十粒　升麻二分　加龙眼四个。

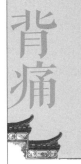

胁痛

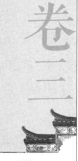

　　胸胁者，肝胆二经往来之道路也。故木气之伤，痛在胸中，肝气实盛，痛连两胁。然病有数症焉。岁木太过，肝气旺盛，两胁充满，莫能舒泄，壅胀为痛，势急难支，此肝火之盛也。稀涎宿痰，流注两胁，或僻一胁，绵绵隐痛，或作或止，一有呕恶，则弔①动掣痛，久则形肿色赤，硬坚不移，若以肿毒，治之增剧，此痰气之结也。心生血，肝纳血，肝有热则妄行，注于胁则胁痛，或紫黑或结块，上部抵当汤，中部桃仁承气汤，皆称捷剂②，此污血之积也。又岁金肃烈，制木太过，致肝气郁而不伸，两胁痛而不止，此惟抑金扶木，泻白散合阿胶四物汤。盖泻有馀，补不足，使两气和平，则痛自止，此肝之被郁也。又有伤寒，往来寒热，胸胁痛，耳聋，此虽属少阳，然胆者肝之窍③，痛甚则肝亦受伤，惟小柴胡加牡蛎、龙胆草，则二经皆平矣，此伤寒虚热也。又有食填太阴，肝气被压，然肝者，将军之官，其性极烈，不受压制，上冲之则胃脘痛，横行之则两胁痛，惟消食顺气，少兼温散，则食下而肝气自舒，胁痛自止。有医言，胁下一条扛

---

① 弔：亦作"吊"。
② 捷剂：《苍生司命·卷五·胁痛证》作"捷效"；《万病衡要·卷之四·胁痛证》同。
③ 窍：《苍生司命·卷五·胁痛证》作"府"。义胜。

起^①作痛者，食积也，然饮食入胃，安得出胁扛^②起？必食积，偏坠一边，而近胁作痛，故医云然执信哉？信乎理而已矣。又有挫闪跌扑一症，或气郁，或血积，亦作胁痛，若以凉血治之，则痛益甚，须用行血行气之剂而兼温药以散之辄效。又有阴虚阳虚二症，皆属不足，非可以有馀者例治也。阴虚火动，有咳嗽弔动两胁而痛者，有肝气横行两胁而大痛者，此相火也。用芦荟丸，二痛皆止。但劳症，本病莫之能疗，其肝气虚并元气弱而痛者，若以肝气实盛治之立祸，惟用四物少加炒盐以补肝，用四君子少加芩、柴以补益气，则虚回而痛自止矣。凡此皆身亲历而知，非敢泛论以悮人也。

当归芦荟丸

泻肝火太盛之要药，因内有湿热，两胁痛甚，伐肝木之气，肝实者宜之。

当归　龙胆草　栀子　黄连　大黄　芦荟　青黛各五分
木香二钱五分　麝香五分另研

上末，神曲糊丸桐子大，服廿丸，姜汤少少嚥下。又方内加柴胡五钱，青皮一两。

加减小柴胡合龙胆泻肝汤

治肝火盛胁痛。

柴胡一钱　人参　青皮　车前各五分　龙胆草　栀子各四

---

① 扛起:《苍生司命·卷五·胁痛证》作"杠起"，《万病衡要·卷之四·胁痛症》作"扛气"。
② 扛:《苍生司命·卷五·胁痛证》作"杠"。

分　半夏　黄芩各七分　甘草三分　白芍一钱　归稍六分　姜一片
煎服，仍服芦荟丸三次。

又用效方

治肝火太盛，胁痛不止，服一二剂，顿愈。

青皮　陈皮　柴胡　牡蛎各七分　白芍一钱六分　片芩　萝
卜子五分　龙胆草四分　厚朴三分　生甘草　黄连各二分　姜一
片　煎服。

伐肝养血润燥汤

治胁痛，因火盛血衰，溲赤便秘。

青皮　柴胡八分　龙胆草　川连　通草五分　白芍　归稍
桃仁一钱　生地　郁李仁　山枝七分　枣二枚　煎服。

去痰散肿降火开郁方

治痰注胁下，形高色赤，大痛。

胆星　香附　赤茯　黄连　羌活五分　陈皮　海粉　片芩
归身七分　半夏　松节　白芥子一钱　薄荷四分　加姜汁二匙、
童便、竹沥。

抵当汤

治污血胁痛。

桃仁承气汤

治同上。

泻白散合阿胶四物汤

治肝气被爵胁痛。

保和丸

治食积胁痛。

四物汤（加炒盐）

治元气虚弱，胁痛以补肝。

四君子汤

加柴、芩①以补气。

小柴胡汤

治伤寒寒热往来，耳聋，胸胁痛，本方加牡蛎、龙胆草。

推气散

治右胁痛甚，胀满不食。

姜黄　枳壳　桂心各五钱　甘草三钱　上末，每服二钱，姜汤下。

枳芎散

治左胁痛。

枳实　川芎各五钱　炙甘草一钱五分

上末，每服二钱，姜汤下。

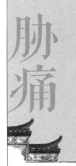

---

① 芩：原作"苓"，四君子汤中已有"茯苓"，又据前医论有"用四君子少加芩柴以补益气"句，故当为"芩"之误。

诸气

经曰：百病皆生于气。是气也，在外则护卫皮毛，充实腠理，内则导引血脉，调和阴阳，周流一身，运化不息。源出中焦，总统于肺，曷尝病于人也，惟夫人七情之交攻五志之间发，是为冷气、滞气、逆气、上气之诸症作焉。其原皆由肺受大邪，气得上升之化，有升无降。河间所谓五志过极即为火，丹溪所谓气有馀便是火。治法当分有馀不足。邪气有馀，宜行之。正气不足，宜补之。冷气宜温，必明知身受寒气，口食冷物，方作冷治。如病人自觉冷气从下而生，此上升之气，自肝而出，中挟相火，自下而上，其热为甚，乃火极似水，阳亢阴微，非真冷也。气滞宜开，气上宜降气。在胸臆为痞满、刺痛、伏梁等症，二陈加枳实、黄连、桔梗、瓜蒌、木香。气在下焦为奔豚、七疝等症，二陈加桃仁、山查、橘子、茴香、川楝、荔枝。气在两胁，筑攻作痛，二陈加青皮、柴胡、白芍、龙胆草。气在中焦，为痞满胀急，二陈加木香、厚朴、槟榔、枳壳，或平胃散以平其敦阜之气。惟妇人胎前产后一切气疾，但用四物汤为主，少加疏利行气药。大抵男子属阳，得气易散，是以男子之气病少，治宜调气以养血。女人属阴，遇气多郁，故女人之气病多，治宜调血以和气。此治气之大旨也。又按：人身之气有七，有宗气、荣气、卫气、中气、元气、清神冲和之气、上升之气。惟宗气尤为一身之主气，起自气海下一寸五分，上出于胃，输散于五脏六腑。若宗气不虚，虽症重不死。凡病人危笃之际，而喘息奔急，是宗气将绝，有出无入也。

清膈丸

治湿热气滞。

黄芩　黄连各五钱　香附一两五钱　苍术二两　用瓜蒌仁捣烂，和米丸如菉豆大，热水送下三四十丸。

正气天香散

治妇人一切气痛。

乌药　陈皮　紫苏　干姜各一钱　香附二钱　为末，调服二钱。

木香槟榔丸（方见痢疾）

苏子降气汤

治气不升降，痰涎壅塞，气逆作痛，发喘。

川归　甘草　前胡　厚朴五分　肉桂三分　陈皮七分　半夏　苏子一钱　姜二片　枣二枚

二陈汤加减

治诸气。

气在胸臆，为痞满，刺痛伏梁。本方加枳实、黄连、桔梗、瓜蒌、木香。

气在下焦，为奔豚、七疝。本方加桃仁、山查、栀子、茴香、橘子、川楝、荔枝。

气在两胁，攻筑作痛。本方加青皮、柴胡、芍药、龙胆草。

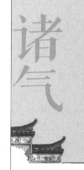

气在中焦，为痞满、胀急。本方加木香、厚朴、槟榔、枳壳。

平胃散

平敦阜之气。

四物汤

治妇人胎前产后一切气疾。

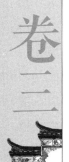

疝气

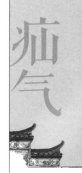

疝有七：寒、水、筋、血、气、狐、癫。专诸肝经，与肾无干。子和七疝辨之详悉，但一例施攻下之法，其言非是古方。自《素问》之下，皆以为寒，以寒主收引，经络得寒，则收[①]而不行，所以作痛。东垣、丹溪独断以为湿热在经，郁而至久，又外得寒气不得疏散，所以作痛。此发前人所未发，故治法宜却逐本经之湿热，消导下焦之瘀血，而以寒因热用之法，立分处治。其湿热又当分多寡而治，湿则肿多，癫疝是也。又有因痰饮食积，死血郁结为痛，及因水气作肿者，亦有挟虚而发者，其脉沉紧、豁大无力，当以参、术为君，佐以疏导药。

七疝见症

寒疝者，囊冷结硬如石，阴茎不举，或控睾丸而痛。得之于坐卧湿地，或寒月涉水，或值雨雪，或坐卧硬石，或风冷处使内过[②]房，久而无子，宜用温剂。水疝者，肾囊肿痛，阴汗时出，或囊肿如水晶，或痒而搔出黄水，或小腹按之作

---

① 收：《万病衡要·卷之四·疝气》作"引"。
② 过：《苍生司命·卷六·七疝见症》作"行"。

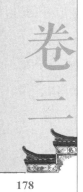

水声，得之饮水醉酒，使内劳汗出而遇风寒湿之气，聚于囊中，故冷水令人为疝，宜当逐水。筋疝者，阴寒肿胀，或溃为脓，里急筋宿，或茎中作痛，痛极则痒，或挺纵不收，或出白如精，随溲而下。得于房室劳伤，及邪气所使，宜降心火。血疝者，状如黄瓜，在两傍横骨两端约纹中，俗名便痈。得之重感夏秋火①燠②，劳于内，使气血流溢，渗入浮囊，留而不去，结成痈肿。脓少血多，宜和血之剂。气疝者，其状上连肾腧，下及阴囊。多得于号哭忿怒，则气郁而胀，号哭怒罢，即气散者是也，宜散气之剂。小儿亦有此疾，俗名偏坠。得之于父或老或少多病，阴痿精怯，强力入房，因而有子。禀胎病也，此症难治。狐疝者，状如仰瓦，卧则入小腹，行立则出腹③入囊中，如狐昼出穴而溺，夜入穴而不溺，此症出入往来上下，正如狐相类也。亦如气疝，大同小异，宜用逐气流经之剂。癫症④者，其状阴囊大如升斗，不痒不痛。得之于地气卑湿，江淮最多，宜去湿之剂。女人阴户凸出，虽亦此类，乃热则不禁故也，不可便认为虚寒，而温之补之。本名曰瘕，宜以苦药下之，以苦坚之。

治疝通用效方

陈皮 青皮 小茴 柴胡各七分 玄胡 橘子各八分 黄

---

① 火：《苍生司命·卷六·七疝见症》《万病衡要·卷之四·疝气》均作"大"。
② 燠（yù玉）：热。
③ 腹：《苍生司命·卷六·七疝见症》作"复"。
④ 症：《苍生司命·卷六·七疝见症》《万病衡要·卷之四·疝气》均作"疝"，当从。

栢　山查　龙胆草　神曲各五分　川楝子一钱　荔枝核二个打碎
姜二片　煎服。

寒疝，加吴萸一钱、乌头八分、去黄栢。

水疝，加猪苓、苍术、泽泻。

筋疝，加大茴香、黄连、连翘各七分，泻心火。

血疝，加桃仁、红花各八分。

气疝，加乌药、香附各八分，去茴香。

狐疝，加乌药八分、草豆蔻仁五分，与气疝同治。

癫疝，加苍术、白芷、川芎各七分。

凡治疝，辨寒热。痛而不止，主寒；或作或止，主热。

疝气丸

小茴　川楝　玄胡　黄栢　橘子　柴胡各五分　青皮　甘
草各三分　龙胆草　山查各二钱

上末，面糊丸桐子大，人虚加茯苓、白术各五钱。

疝气神方
其痛甚，至上冲，如物筑塞心胸脏，欲死，手足冷者，二三服除根。

硫黄火熔化，即投水去毒，取起，研细　兼用荔核炒黄，为末，
陈皮同前，共三味，研末，以饭为丸桐子大，每服十五丸，
淡酒下，其痛立止，亦不可过也。

治癫疝不痛方

南星　苍术　神曲　白芷　山查　川芎　枳实　半夏
海藻　昆布　姜三片

五叶汤

枇杷叶　野紫苏叶　椒叶　苍耳子叶　水晶蒲桃叶　五

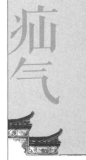

味共煎洗，诸疝即消，痛止。

补脾理疝方

治久疝原起于疟，渐发小腹胀剧，阴囊痛，此肝尅脾而成，疝久不消。难独以疝气治之，当清补兼施。

白术　茯苓　扁豆　薏仁　山查肉　神曲　白芍　青皮　玄胡　栀子仁　川楝　加橘子七分。煎服。

脚气

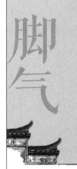

《内经》曰：伤于湿者，下先受之。盖脾主四肢，足居于下，多受其湿，湿鬱成热，湿热相缚[1]，其病多矣。然有因外得者，有自内生者，其为湿热之患则一见症。恶寒发热，状若伤寒，但足胫红肿，筋挛掣痛，举步艰难，此为别耳。轻者止于足痛，重者由足痛入阴器，抵少腹，历胁肋上头。又甚者，则脚气冲心，误治立殒。治法以防己饮为主方。两臂痛者，加威灵仙；两胁痛者，加胆草；风加萆薢；湿加木瓜、苡仁；食积流注，加山查、神曲、麦芽；足气冲心，防己饮合四物汤或东垣健步丸。外有足根[2]痛者，此属肾虚，又非脚气论也。防己饮内用生地、犀角，以心火下流与湿热相缚故用耳。治脚气，忌补气及淋洗。脚气自外得者，山岚卑湿，涉水骤雨，及湿热之地，足先受之，湿鬱为热，故发动为痛。自内生者，瓜果、茶水、酒浆、油面及煎炙，有湿有热，先入于胃，上输于脾，脾流湿热，直行于足，以脾脉主四肢也，故肿为湿，痛为火[3]，不易之论也。

---

① 缚：《苍生司命·卷六·七疝见症》《万病衡要·卷之四·疝气》均作"搏"。缚，束，捆绑。
② 根：通"跟"。
③ 火：《苍生司命·卷六·脚气证》作"热"。义胜。

防己饮

黄柏　苍术　白术　防己各七分　生地　槟榔　川芎各五分　犀角屑　甘草稍　木通　黄连各三分　食前服。

内有热加黄芩七分，热甚及天时暄热加石羔，痰加南星、竹沥、姜汁，大便秘加桃仁，小便秘涩加牛膝、木瓜、薏仁，酌而用之。如常肿者，专主于湿热，治肥人必加痰药。

健步丸

苍术　归尾各一两　生地　陈皮　白芍各一两五钱　牛膝　吴萸　条芩各五钱　大腹子三钱　桂枝二钱　共末，蒸饼，为丸桐子大，每服八十丸，白术、木通各一钱，煎汤下，食前服。

四物汤

治血热转筋，本方加桃仁、红花，煎服。

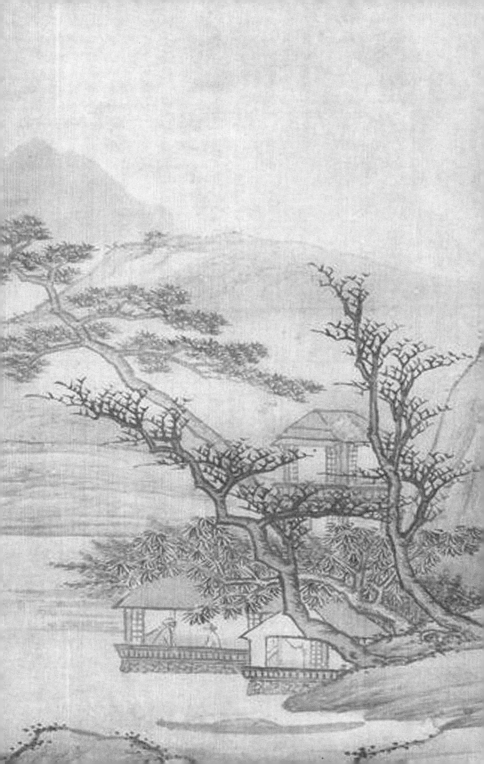

房劳辛苦，盖虚重病也。

大法表里与伤寒相似，但伤寒此人自内出，此为异耳。

去人参败毒散，先看病两目睛血丝里外，舌苔黄白黑，以验里热浅深，若小便自利，其有无病处，分别表里经络，则又热之极处。

热不除，少阳胆病，乃渐发渴，东垣曰：大肿，少阳胆经，此邪见于头，多在两耳前后出，当视其肿处，治法大不宜药速，速则去其病，

斑疹如锦纹，点大而成片者，大抵此症生死尤当恒审于外，但现微红，生死反在内。

五色五生，又云：五脏五腑之气有矣。

斑疹二症各随深浅矣，卫入少阳则助心火而热息，何背驰之有？或又云：菌胃首尾总火下，今欲下二

则胃热不得泄，则热气亦息。卫入少阳则助胆火而成疹，岂内伤症热血出，胃中温，此以斑疹卷属少阳，则疹发色红赤者，胃中有主症，不几背驰，疹发属少阴。

入少阳则助相火而成斑，羌活、荆芥，此以斑属少阳三焦相火也，谓少阴君火也，谓火郁内出者，肿于外者，又随症治之，又随症首尾治供不可下，秘则微疏之，调火炼蛔蜻蜓裂殁之，外以倒仓汁，

丹溪曰：东垣曰：大头病，阳明热太甚，故知此三法治法大不宜药速，随治治之。阳明为邪，所谓自汗太甚。濕热为肿，随病加减，胃火。凡病自汗太甚，见瘟病，宜升麻葛根汤，天水散之类，宜胃火，腹中温，宜白虎汤加减，凡瘟疫多气血虚，宜表证，黄石膏加减白虎汤，若不渴者亦可用。又凡

消中，五七日不解，随热宜补，表里瘟悉陈膏清，用羌活，酒芩，渴甚大，胃中温，宜米温补，此要法也。渴，宜小柴胡去半夏合四君子，其间小柿药去，禁用白虎汤，渴而气虚者，用白术散合四君子，渴血者，

瘟疫一起即发渴，是热毒入阳明胃腑，胃中初得病一二日，见太阳症，便溺涩者，宜小柴胡去香，先发汗解表，五七日下解，若经络，乃接精液凝结，乘有硬满处，即便玄明粉作热药也。

五苓散，若小便不利而身黄者，必发黄，则又热之极处，用桃仁承气汤去硬满处，宜桃仁承气汤。

利舌，其有无痛处，宜用调胃承气汤下瘀血。

胆肺胁间，俱是极热毒处，若紫黑燥裂，除舌遍白为热犹轻，以此验里热重浅，

舌苔黄白黑，断纹，

昏厥，此为外异耳。凡瘟病传经与伤寒相似，

卷

四

耳病

《内经》曰：耳为肾之外候。又曰：肾通窍于耳。盖耳之所主者精，精气调和，肾气充足，则耳闻而聪。若劳伤气血，风热袭虚，使精脱肾惫，则耳转[1]而聋。是故有气虚耳聋者；有肾虚耳聋者；有上焦手少阳经热而聋者；有气逆耳聋者；有大病后肾水枯涸，阴火上炎耳痒耳鸣，时闻如钟鼓之声者。治法：气虚补气，肾虚滋肾，热者开痰散风热，气逆顺气，大病阴虚火动者，四物汤降火。统宜泻南方之火，补北方之水，无不安者。钱仲阳曰：肾有补而无泻。厥有旨哉。

蔓荆子散

治上焦热，耳鸣而聋，及出脓汁。

炙甘草　升麻　木通　赤芍　桑皮　麦冬　生地　前胡菊花　赤茯苓　蔓荆子各五分　姜三片　枣二枚

大补丸

黄栢水丸。

气虚，四君子汤。

血虚，四物汤下。

---

① 转：《苍生司命·卷六·耳病证》作"闭"。

滋肾丸　补肾丸　凡鸣、聋，皆阴虚火动，或补肾[1]丸、虎潜丸。

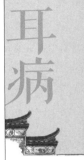

---

① 肾：原作"贤"，据文义改。

目病

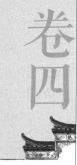

　　东垣曰：按《内经》云五脏六腑之精气，皆上注于目而为之睛。脾之精为眼窠，肾之精为瞳子，心之精为目之总络，肝之精为黑眼，肺之精为白眼，肠胃^①之精为约束，裹^②撷筋骨气之精，而与脉并而为系，上属于脑后，出于顶，是故瞳子黑眼法于阴，白眼赤脉法于阳。然脏腑十二经脉，三百六十五络，其气血又皆禀受于脾土而上贯于目以为明。故目者心之使，心者神之舍也。苟精神烦乱则视岐^③，视一物而为两。脾虚则五脏之精气皆失所司，不能归明于目，由此观之，医目者若不理脾胃及养血安神，是乃治标不治本也。

　　河间曰：在腑则为表，当除风散热，在脏则为里，宜养血安神。如暴失明昏涩，翳^④膜眵^⑤泪，班入眼，皆风热，属表，宜散表。如昏弱不欲视物，内障见黑花，瞳子散出，皆里也，属血少劳神，肾虚也。宜养血安神补水。又瞳子散大，皆辛热也。当除风热，凉血益血以收耗散之气。芩、连苦寒，

---

① 肠胃：《苍生司命·卷六·目病证》作"肌肉"，据《灵枢·大惑论》及医理，义胜。
② 裹：原作"里"，据《苍生司命·卷六·目病证》《万病衡要·卷之四·目病》改。
③ 岐：通"歧"。
④ 翳：原作"医"，据《苍生司命·卷六·目病证》《万病衡要·卷之四·目病》改。
⑤ 眵（chī吃）：眼睛分泌物。

除邪热之盛为君，当归、生地，凉血养血为臣，五味子酸寒体浮，收瞳子散大，地骨皮、天冬，泻肾热补气，或滋阴，地黄丸更妙。

丹溪曰：目病，属风热，血少劳神，肾虚。又云：目能远视，不能近视者，肾水亏欠，六味地黄丸主之；目能近视，不能远视者，心血不足，定志丸加茯苓主之。瘦人目病，乃是血少兼热，须用养血，少加风药，三公议论精确，并宜参究。

师云：目病，虽有风热、血虚、脾虚、肾虚、肝木旺之不同，大法暴赤肿及翳[1]泪班膜，卒用柴胡、防风、羌活、荆芥穗、白芷、菊花、升麻、炒芩、连、山枝、石羔、玄参、赤芍、连翘、龙胆草、桔梗、甘草、生地、归身，加减量服。凡目久痛，或内障昏暗，惟用熟地，当归，白芷，五味，枸杞，知、柏，茯神，远志，丹皮，山药，白术，少加菊花、防风、荆芥穗、柴胡、芩、连、生甘草为佐使。

治初起风热火眼方

防风　羌活　芍药　葛根　紫苏　白芷　菊花　蔓荆子甘草

有翳加木贼，姜二片，葱一根，取汁。

滋阴补肾地黄丸

熟地一两　生地一两五钱　柴胡八钱　天冬　炙甘草　枳壳

---

① 翳：原作"医"，据《苍生司命·卷六·目病证》《万病衡要·卷之四·目病》改。

地骨皮　黄连　五味　人参各三钱　归身　黄芩各五钱

上末，蜜丸桐子大，清茶下。

坎离丸

治内障。

定志丸

治心血不足，不能远视。

人参一两　远志　蒲黄　茯苓各二两

上末，蜜丸桐子大，朱砂为衣，清米汤下一钱二分。

湿热火眼验方

防风　石决明　黄连　木贼　连翘　青葙子　草决明

龙胆草各八分　石斛　羌活　谷精草　当归各一钱　荆芥　栀

子　生地　蝉退　黄柏各七分　黄芩八分　菊花一钱八分　灯心

十根

时眼方

明矾三分　硼砂一分　爵金五分　共末，为丸，滚水化开，

或乳点尤妙。

明目方

冬至后槐角子如黑漆者，洗净晒干，不拘多少，装入黑

牛胆内，以八分为满，悬于风前阴干。破胆取出，用磁罐盛，

每月初一日用一粒，早晨滚水，待冷吞下，每一日渐加一粒

至十五日加至十五粒止，十六日复渐减一粒至三十日，只用

一粒，朔如前。早饭后用槐角，独子者不用。又服法：单日

双服，双日单服。

治酒刺方

槟榔十个　白茄取汁，浸槟榔七次，晒干　硫黄用人乳煮过，干

等分，研末，唾擦即愈。

治甕①鼻塞肉方

枯矾，研末，用棉胭脂包裹塞鼻，数次即愈。

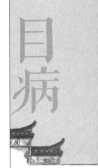

---

① 甕：亦作"瓮"。

口病

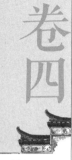

《内经》曰：中央黄色入通于脾，开窍于口，藏精于脾。又曰：阴之五宫，本在五味，阴之五宫，伤在五味。是以肝热则口酸，心热则口苦，脾热则口甘，肺热则口辛，肾热则口醎[1]。有口淡者，知胃热也；外有谋虑不决，肝遗热于胆而口苦者；亦有脾胃虚弱，木乘土位而口酸者；或膀胱遗热于小肠，膈肠不便，上为口糜生疮溃烂；又伤寒狐惑之症，上唇生疮，蛋[2]食其藏者，下唇生疮，蛋食其肛者。口之为病，种种不同。治法：肝胆有实热，口酸而苦者，小柴胡加青皮、龙胆草，甚者当归芦荟丸[3]。若谋虑不决，肝虚而苦者，人参、远志、茯神、甘草为君；心热而口苦，或口舌生疮，黄连泻心汤、凉膈散；脾热口甘，三黄丸、平胃散；肺热口辛，甘桔汤、泻白散、金沸草散；肾热口醎，滋肾丸、大补阴丸、大补丸；胆热口苦，谋虑不决所致者，小柴胡加麦冬、枣仁、地骨皮、远志；膀胱遗热于小肠，上为口糜生疮溃烂者，柴胡地骨皮汤；狐惑（见伤寒门），凡口疮服凉药不愈者，乃中气不足，虚火泛上无制，理中汤反治之而愈。盖人参、白术、

---

① 醎：同"鹹"。味不淡，特指像盐的味道。
② 蛋：同"虫"。
③ 当归芦荟丸：《苍生司命·卷六·口病证》作"当归龙荟丸"。

甘草补土之虚，干姜散火之标，甚者加附子，或用官桂噙之亦妙。

黄连泻心汤

治心热口苦，口舌生疮。

凉膈散

治同前。

三黄丸

治脾热口干。

平胃散

治同前。

甘桔汤

治肺热口辛。

泻白散

治同前。

金沸草散

治同前。

荆芥　麻黄　甘草　前胡　赤芍　半夏　旋覆花　加姜、枣煎。

滋肾丸

治肾热口咸。

大补阴丸　大补丸

小柴胡汤

治胆热口苦，谋虑不决。

本方加麦冬、枣仁、地骨皮、远志。

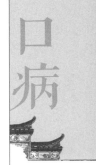

柴胡地骨皮汤

治膀胱遗热于小肠，口糜生疮。

地骨皮　柴胡　等分。

人实加大黄、朴硝以利之。

治口疮方

兼治走马根。

人中白　孩儿茶　硼砂　冰片　铜菉①　麝香

加螵蛸，为末，搽疮上。

又方

黄栢　细辛　等分为末，搽上即愈。

理中汤

治中气不足，虚火泛上口疮，久服凉药不愈。

清胃散

治上下牙疼，牵引头脑，面发热。

当归　黄连　生地　丹皮　升麻　玄参

用效治牙痛方

葛根　升麻　石羔　知母　黄连　甘草　白芍　当归
生地

擦牙散

清白盐，等分，以川椒熬水洒入盐内，同炒。擦牙上出
涎，痛止。

---

① 铜菉：铜绿。

又方

骨碎补，炒，研末，擦齿出涎，痛止。

治牙痛大虫牙

独活　羌活　防风　细辛各二钱五分　秦椒一分，如无，用花椒二钱五分　天竺黄五分

老醋一盏，共煎八分，嗽漱①即愈，吐出勿吞，须久勤为妙。

哭来笑去散

雄乳胡椒麝，荜拨良姜细，左右鼻内吹，哭来笑将去。

上末，等分，每用少许吹男左女右鼻内，立止，如牙痛脸肿，用纸捲药末在内作条，蘸香油点着，照牙痛处，火灭再燃，条尽则止。

擦牙散方

旱莲草七斤　嫩槐条三斤　食盐四十两

醃②十五日，共入锅炒枯，拣去枝梗再炒，盐黑为度，收贮听用，香附八两，川大黄八两，各炒黑，共末，名香黄散。

骨碎补要鲜而肉色白者，刮去毛，切片，炒至酱色为度，研细听用，细辛研末，听用。

上各制细末，每制过，炒盐十两，加香黄散二两、骨碎补一两、细辛末六钱，共和匀，每早擦牙龈至热方验，温水漱去。

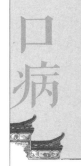

---

① 嗽（shù 树）：通"漱"。漱口。
② 醃：用调味品浸渍食物。

健忘、怔忡、惊悸

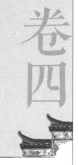

　　健忘者，谓事有始无终，言谈不知首尾，老人多患此，虚可知矣。怔忡者，心中惕惕动摇不安，如人将捕①之状，无时而作也。惊悸者，善恐怖，蓦然跳跃，惊动有时而作。师云：治当分虚实。健忘、怔忡，纯主不足。惊悸则不足之有馀也。治健忘、怔忡者，多主心血不足，精神亏欠，皆用四物汤、安神丸、归脾汤、八物定志丸、天王补心丹，随症加减。若惊悸痰迷心窍者，有痰因火动，时作时止者，治当温胆汤、二陈汤加黄连、生地、茯神、酸枣、归身、远志等药，仍当随症加减，勿补有馀而攻不足也。

　　四物汤

　　天王补心丹

　　安神丸

　　归脾汤

　　八物定志丸

　　人参一两五钱　菖蒲　远志　茯神各一两　白术　麦冬各五钱　牛黄二钱　朱砂一钱

---

① 捕：原作"补"，据《苍生司命·卷七·健忘怔忡惊悸》《万病衡要·卷之六·健忘怔忡惊悸》改。

以上五方治健忘、怔忡。

温胆汤

二陈汤

加黄连、生地、茯神、远志、归身。

以上二方，治惊悸。

三消

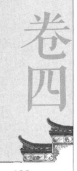

《内经》曰：二阳结，谓之消。东垣曰：二阳者，阳明也。手阳明大肠主津液，若消则目黄口干，乃津液不足也。足阳明胃主血，若热则消谷善饥，血中伏火，乃血不足也。结者，津液不足，结而不润，皆燥热为病也。岐伯曰：脉实①，病久可治；脉弦②小，病久不可治。当分三消治之。上消者，肺也。舌上亦烈，大渴引饮。经曰：心遗热于肺，传为膈消，由火盛剋金，肺热叶焦，津液枯涸。人虚用治疟汤方，人强用白虎汤加花粉、葛根、乌梅、枇杷叶及清肺药。中消者，胃也。善食而瘦，自汗，大便硬，小便数。叔和云：口渴饮水，多食③饥虚瘅成，为消中。人虚宜补中，渴甚，白虎加人参、黄连、栀子、生地。人强便燥，用调胃承气、三黄丸。下消者，肾也。烦渴引饮，耳轮焦干，小便淋浊如膏。叔和云：焦烦水易亏，此肾消也。治法：六味地黄丸，八味丸及用人参，知、柏，车前，天冬，麦冬，泽泻，五味，熟地之类。三消，通用当归燥润汤、生浸甘露饮、清心莲子饮、麦冬饮、四物加减用效。猪肚丸，火忌半夏及发汗。师云：

---

① 实：《素问·通评虚实论》作"实大"。
② 弦：《素问·通评虚实论》作"悬"。
③ 食：原脱，据《苍生司命·卷七·三消证》补。

曾见消者，饮水数升，须臾吐尽，此何以故？由寒热不相入，水火不相济故也。其人终不治而死。

治上消消渴

知母　花粉　葛根各七分　黄柏　柴胡　牛膝各五分　石羔看渴，量加　麦冬八分

米一撮，水煎。

白虎汤

治强人消渴，本方加花粉、葛根、乌梅、枇杷叶。

调胃承气汤　三黄丸

治中消。

六味地黄丸　八味丸

治下消。

当归润燥丸

治三消小便多，大便秘干燥。

细辛　生甘草　炙甘草　熟地各三分　柴胡七分　黄柏　知母　石羔　桃仁　归身　麻仁　防风　荆芥穗各一钱　升麻一钱五分　红花二分　杏仁七个　小椒三粒

麦冬饮子

治心移热于肺，名曰膈消。

麦冬　花粉　知母　甘草　五味　生地　人参　葛根　茯神　加竹叶，水煎。

猪肚丸

黄连五两　麦冬　知母　花粉各四两　乌梅一两五钱

上末，入肚内缝口煮熟，捣烂。丸桐子大，米汤下百丸。

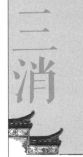

199

可清心止渴。

清心莲子饮

　　黄芪　石莲肉　白茯　人参各七钱五分　黄芩　甘草　骨
皮　麦冬　车前各五钱

　　发热，加柴胡、薄荷。

生津甘露饮

　　升麻　防风　甘草　防己　生地　归身　柴胡　羌活
炙甘草　黄芪　知母　黄芩　石羔　龙胆草　黄栢　红花
桃仁　杏仁　水煎，加酒一小钟，稍热服。

赤白浊

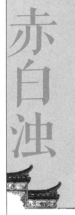

浊者，胃中湿热，渗入膀胱，清浊不分。大率皆是湿痰流注。治宜燥湿降火，兼升提之剂。所谓清阳升则浊阴降耳。赤者，湿热血分，由心与小肠来。白者，热伤气分，由肺与大肠来。与妇人下赤白带同看[①]，皆原于湿热内伤虚损所致。丹溪曰：有湿痰，有气虚，有血虚。湿痰用二陈汤加苍术、黄柏、白术、海粉；气虚补气，用补中益气汤加茯苓、山栀；血虚，四物汤加行湿药。亦有心热肾虚而成浊也，当清心补肾。又便浊年久不愈，小腹急痛不可忍者，当作寒治，东垣酒煮当归丸或附子理中汤，草薢分清饮，通用珍珠丸、清心莲子饮。

二陈汤

治湿痰便浊，本方加苍术、黄柏、白术、海粉，赤加白芍。

补中益气汤

治气虚便浊，本方加茯苓、山栀。

四物汤

治血气便浊，本方加行湿药。

---

① 与妇人下赤白带同看：《苍生司命·卷七·赤白浊证》《万病衡要·卷六·赤白浊症》作"与妇人带下、赤白痢同看"。

萆薢分清饮

治元气不足，下焦虚寒，小便白浊。

石菖蒲　乌药　益智　川萆薢　白茯　甘草稍各一钱　灯心三分　煎服。

珍珠粉丸

治精滑、白浊，湿热在内下二焦。

黄柏　真蛤粉各一勉　珍珠三两　上末，水丸桐子大，空心，温酒服。

又方用青黛四两，不用珍珠。

固本治浊丸

治胃中湿热渗入膀胱，浊下不禁。

莲须　黄连　茯苓　砂仁　益智　半夏　黄柏　甘草各二两　猪苓二两五钱　蒸饼为丸，空心，酒下。

九龙丸

治精滑浊下。

枸杞　金樱子　山查　石莲肉　莲须　熟地　芡实　白茯苓　当归等分

上末，面糊丸桐子大，盐汤下。

东垣酒煮当归丸

治寒浊，小腹急痛难忍。

茴香五钱　黑附子　良姜七钱　当归一两　炙甘草　苦楝生用　丁香五分　木香　升麻　柴胡一钱　炒盐全蝎三钱　玄胡四钱

上末，面糊丸桐子大，空心，盐汤下。

附子理中汤

治寒浊。

清心莲子饮

治心热肾虚（见消门）。

参苓白术散　二仙丹

治脾胃虚。

水陆二仙丹

治遗精、白浊、梦泄、精脱。

金樱子一斗　芡实二觔　以芡实为末，取金樱子黄热者，用篮承，水中杵去刺，又入臼内碎去核，绞取自然汁，煎成饴糖，和芡实末为丸，桐子大，空心，淡盐汤下。

妙香散

治心虚、遗精、白浊。

麝香一钱　人参五钱　木香二钱五分　茯苓　茯神　黄芪　远志各一两　桔梗　甘草　神砂二钱　山药　每用热酒调，下二钱。

天王补心丹

安神丸

治思想用心二症。

人参固本丸

补肾丸

大造丸

治房梦遗、精滑。

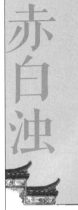

淋秘

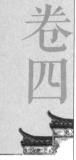

经曰：饮入于胃，游溢精气，上输于脾，脾气散精，上归于肺，通调水道，下输膀胱。膀胱虽属水，全藉肺金为生化之源。又曰：水出高原，肺金为水之母，肺金清肃则通调水道而渗荣于下。经谓气化则能出者，是谓平人。若肾水虚竭，脏病传腑，膀胱热结，清阳不能上升，则浊阴不能下降，而淋秘之患作矣。淋者，小便沥涩而痛。闭者，小便急满不通。丹溪为[①]淋症虽有气、砂、血、膏、劳五者之殊，皆属于湿热。统宜解热利小便。不可发汗，汗之必便血。东垣分在气在血治之，以渴与不渴辨之。渴而小便不利者，热在上焦，气分肺金主之。宜茯苓、泽泻、灯心、通草、车前、瞿麦、山栀、麦冬、黄芩，以清肺气。不渴而小便不利者，热在下焦血分，肾与膀胱主之。宜知、柏、熟地、滋肾丸以补肾水。师云：淋秘大要有三，有血虚者，血因火燥，下焦无血，道路枯塞，气降迟缓，致渗泄之令失常，宜补血降火，四物汤加知、柏、牛膝、甘草稍；有气虚者，膻中之气不下，气海之气不化，以致溲便不通，治宜四物汤加参、芪，吞滋肾丸；有痰者，痰热隔滞中焦，阻塞升降，气不运行，以致淋涩不

---

① 为：《苍生司命·卷七·淋秘证》《万病衡要·卷之六·淋秘症》均作"谓"。义胜。

通，治宜二陈探吐。古人治淋秘，卒[①]用吐法，以提其气。滑伯仁用朱雀汤多加枳、桔，是皆下病上取之义也。通用五苓散、五淋散、清肺饮子、小蓟汤、血淋方、八正散、滋肾丸。凡淋秘脉实大者生，细濇者死。

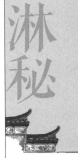

五淋见症

气淋，小便涩滞，常有馀沥不尽。

砂淋，阴茎中有砂石而痛，溺不得卒出，砂出痛止是也。

血淋，遇热则发，甚则溺血，候其鼻准色黄者，知其小便难也。

膏淋，溺浊如膏。

劳淋，遇房即发，痛引气冲。

大凡小肠有气，则小便胀。小肠有血，则小便涩。小肠有热，则小便痛。痛者为血淋，不痛者为尿血，败精结者为砂，精结散者为膏，金石结者为石，小便涩有馀沥者为气虚。揣本揆原[②]，各从其类。执剂之法，并用通行滞气，疏利小便，消解邪热。其调平心火，又三者之纲领，心清则小便自利，心平则血不妄行。最不可用补药，气得补而愈胀，血得补而愈涩，热得补而愈盛。小便淋涩亦有挟寒者，良由肾气虚弱，囊中受寒见症，先寒战而后溲便，盖冷气与正气交争，冷气

---

① 卒：《万病衡要·卷之六·淋秘症》同，《苍生司命·卷七·淋秘证》作"率"。卒，通"猝"，急也。率，急速也。
② 原："源"的古字。

盛则寒战而成淋，正气盛则寒战解而便溺。又有胞系转戾不通者，见症脐下急痛，小便不通。由于强忍小便，忍尿入房，使水气上逆，气迫于胞，故屈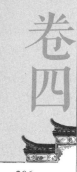戾而不得舒张也，胞落则死。又有孕妇多患小便不通，以胞被压下故也。血淋一症，须辨血色，鲜者，小肠与心实热，瘀者，肾、膀胱冷。

主方四物汤

治血虚淋秘。（本方加知、栢、甘草稍、牛膝。）

四君子汤

治气虚淋秘。（本方加黄芪，吞滋肾丸。）

二陈汤

探吐。治痰热隔滞中焦，阻塞升降，气不运行。

五苓散　五淋散

治诸淋。

赤茯苓　赤芍　山栀　生甘草七钱五分　当归　黄芩五钱

加灯心煎，温服。

小蓟饮

治下焦热结血淋。

生地　小蓟根　通草　滑石　山栀　蒲黄　淡竹叶　归稍　甘草稍　藕节各五分

八正散

治大小便俱闭。

---

① 屈：《苍生司命·卷七·淋秘证》同，《万病衡要·卷之六·淋秘症》作"出"。

大黄　瞿麦　木通　滑石　萹蓄　车前　山栀　灯心
水煎。

牛膝膏

川牛膝一合，细切，以新汲水五大盏，煎耗其四，入麝少
许，空心服。

二神散

海金砂　滑石各三钱　灯心汤调下。

搜风顺气汤

治风秘。

大黄五钱　麻仁　山萸　山药　郁李仁　菟丝子　牛膝各
二两　枳壳　独活各一两　槟榔二两　防风一两五钱　车前，蜜
丸桐子大，酒、茶任下二十丸。

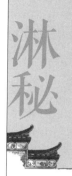

黄疸

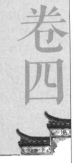

　　黄疸之病，胡①自而起乎？经曰：湿热相交，民当病瘅。瘅者，黄也。夫脾胃行其津液也，津液行则小便利，何黄之有！惟湿生乎热，热生乎湿，湿热相生，遂成滞满。由是胃气潜衰，脾气屡弱，不能为胃行其津液，致上焦不行，故身不得汗，下脘不通。故复无小便，薰蒸日久，热气成黄。热胜湿者，其黄鲜明。湿胜热者，其色淡暗。然亦有五者不同：有酒疸、谷疸、黄汗疸、女劳疸、黄疸。不必分五，同是湿热，与禽②曲相似。愚谓五者之中，惟女劳疸另立法治，非流通湿热一法之可治也。盖治湿法，不过茵陈五苓散、茵陈蒿汤、大黄、黄蘗、栀子、硝石等汤，湿热行则黄自退矣。惟女劳疸是肾虚而成，乃不足之症，不可作行湿热有馀治之，故东垣有肾疸汤。虽有参、术、黄蘗等药在其中，而多用风药以提中气，散湿热。是初起强健之人则可，若肾精久虚，元气惫者，亦非确论。必四物、知、柏以壮水之主，参、术以培气之元，随症加行湿热之剂，则标本同治，庶或可以收

---

① 胡：《苍生司命·卷七·黄疸证》《万病衡要·卷之六·黄疸症》均作"何"。胡，为什么。
② 禽：《苍生司命·卷八·疸证》《万病衡要·卷之六·黄疸症》均作"禽"。据文义，当为"窨（yìn隐）"。窨，密闭。清·方以智《物理小识·饮食法》："〔作酒面法〕面和成甄，置窨二七，暴之为面。"

全功矣。学者乌可总五疸而混同一治乎！抑有说焉，伤寒发汗不彻，通利不及，头汗出，身无汗，齐颈而还，小便不利，渴饮水浆，此为瘀热在里而发黄也。其色必鲜，黄连茵陈五苓主之。伤寒发汗，身目为黄，小便利，此为寒湿在里而发黄也。其色必暗，小建中主之。有或身黄，脉沉结，小腹硬，小便自利，其人如狂，又为畜血在下焦而发黄者，抵当汤主之。外有黄肿一症，每因湿热冲逆，清气不行，气既不行，逆于肉里，浮肿随见，当用茵陈五苓散加木香、黄连、香附、萝卜子、枳、朴、大黄行气之药，则热除肿消矣。虽发黄之症，可治者固多，而不救亦不少也。寸口近掌无脉，口渴鼻出冷气，此肺绝也。形体如烟薰，直视摇头，此心绝也。环口黧黑，柔汗发黄，此脾绝也。虽有神工，将何为哉！

五疸见症

黄疸，通身面目悉黄。

酒疸，心热足热，懊憹不能食，时吐，其人素必嗜酒。

谷疸，消谷易饥，难饱，饱则发热[①]。

黄汗者，常自汗黄色，或上身尽黄，下身不黄。

女劳疸者，素伤于色，发黄，额上黑，手足心热，日暮则发，膀胱急，大便溏，小便自利，腹如水状，此为难治。

---

① 发热：《苍生司命·卷八·疸证》作"发烦头眩"，《万病衡要·卷之六·黄疸症》作"发热头眩"。

　　黄疸，由脾胃所致，当究其因，分利为先，解毒次之。诸疸口淡，怔忡，耳鸣，足软，微寒，发热，小便白浊，此为虚症，治宜四君子汤合八物丸，不可过凉剂强通小便，恐肾水枯竭。久而面黑、色黄及有渴者，不治。不渴者，可治。

黄疸主方
茵陈五苓散
治伤寒或伏暑发黄，小便不利，烦渴等症。本方倍茵陈，入姜、枣煎。

茵陈茯苓汤
治发黄，脉沉细数，四肢便涩烦渴。

茯苓　桂枝　猪苓各一钱　滑石一钱五分　茵陈二钱

脉不出，加当归一钱，滑石一钱五分，茵陈二钱。

茵陈蒿汤
治身热鼻干汗出，阳气上奔，小便赤涩，湿热发黄。

茵陈二两　栀子三钱　大黄三钱五分

茵陈大黄汤
治伤寒大热，发黄，面目俱黄，小便赤涩。

茵陈　栀子　柴胡　黄蘗　黄芩　升麻　大黄各七分　龙胆草二分　灯心三分　煎。

栀子柏皮汤
栀子　黄蘗　黄连各三钱五分　煎服。

四物汤
治肾疸。本方加知、蘗、参、术。

黄连茵陈五苓散

治伤寒瘀热在里发黄。

小建中汤

治伤寒湿在里发黄。

抵当汤

治畜血在下焦发黄。

提金丸

治黄肿。

苍术　白术各二两五钱　甘草五钱　陈皮　神曲　麦芽各一两五钱　针砂　香附各六两　厚朴一两

有块加三棱、莪术各一两五钱。

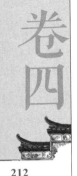

调经

《内经》曰：女人七岁，肾气盛，齿更发长，二七而天癸至，任脉通，太冲脉盛，月事以时下。然月事何独于妇人？盖男属阳，气多血少，女属阴，气少血多，故男子血生于心，纳于肝，以次入肾而变精。女子血生于心，由心经胞落①下肝肾，其有馀者，注胞胎而为月事。王冰所谓阴盛海满而去②血也。月事有调有不调，何也？盖冲为血海，任主③胞胎，手太阳小肠之经，手少阴心经也。此二经相为表里，在上为乳汁，下为月事，是月水乃经络之馀。若平人冷热调和，气血不伤，则冲任④二脉气盛，太阳少阴所主之血宣流，依时而下，三旬一见，似月盈则亏之象，故曰月事。若劳伤血气，寒温乖适⑤，经脉则虚，虚则邪气乘之，邪客于血，或寒或温，寒则血结，温⑥则血消。此月事因不调，即经所谓月事不来，胞脉闭者是也。推其不调之症，有经闭不通者，有经绝不行者，有终身不月事者，有先期后期，乍行乍止，血鲜血淡，疼痛带

---

① 落：通"络"。《苍生司命·卷八·调经》《万病衡要·卷之六·调经》均作"络"。
② 去：《万病衡要·卷之六·调经》同，《苍生司命·卷八·调经》作"出"。
③ 主：原作"住"，据医理改。
④ 任：原作"妊"，据理改。
⑤ 适：《苍生司命·卷八·调经证》同，《万病衡要·卷之六·调经》作"通"。
⑥ 温：《苍生司命·卷八·调经证》《万病衡要·卷之六·调经》均作"湿"。

浊之不同治，当推类求之。经闭不通者，因瘀血内积，时常作痛，致闭不通，此症易治，不过一驱逐之功耳。经绝不行者，有因心事不遂，致心血亏欠，故乏血以归肝而出纳之，令枯竭矣。有相火妄动，煎熬真阴，薰蒸血海，名曰血枯。此症劳病多主之。有二阳之病发心脾，男子不得隐曲，女子则不月。二阳者，胃与大肠也。胃主纳食，大肠主运化。经曰：食气入胃，浊气归心，淫精于脉，饮入于胃，游溢精气，上输于脾。今肠胃既病，则不运不化，心脾何所资乎？心脾无资则男不生精，女不生血，在男子则不得隐曲，在女子则月事不行，此即经绝之候。又脾与胃为表里，久则传入于脾，为风消。风消者，销烁羸瘦，以脾主肌肉故也。肺与大肠为表里，久则延入于肺，为喘息奔急，以肺主气故也。兼入心则三脏二腑俱病，故曰死，不治。女人终身不月者，必便血，盖胃口为贲门，与心相连，血错经妄行，不入肝而入胃脘，下出幽①门达小肠阑门，以次传入大肠，此秘验也。经水先期，多属血热，四物汤用生地，加丹皮、芩、连、香附；血色鲜红，更主热甚，所谓热则流通。上项药倍生地、丹皮、芩、连、白芍；过期，瘦人②多属血少，四物倍熟地、当归、参、术、炙甘草，红花少许；过期血淡者，属血虚挟痰，二陈加川芎、归、芍、香附、阿胶。血紫者，气之热；血黑者，热之甚；血块者，气之滞，

---

① 幽：原作"齿"，据《苍生司命·卷八·调经证》《万病衡要·卷之六·调经》及医理改。

② 瘦人：《万病衡要·卷之六·调经》同，《苍生司命·卷八·调经证》无此二字。

多作腹痛。紫黑，宜四物汤①生地，加香附、芩、连、丹皮、玄胡、蒲黄；血块，用芎、芍、归尾、五灵脂、三棱、莪术、香附、桃仁、红花；腹痛甚者，加乳香、没药劫而止之。凡行未尽而乍止，有三义：有暴怒郁结致气滞不行，宜芎、归、香附、玄胡、红花、炒白术、丹皮、乌药、木香之类以行之；有形寒饮冷，以致经血凝结，宜前项药中加砂仁、干姜消息之；有伤寒经水适断，热入血室，往来寒热，似疟非疟，或昼则明了，夜则谵语，如见鬼状，俱用小柴胡汤。将行作痛，属气血实，一云气之滞，俱用生地、川芎、归尾、炒连、香附、桃仁、红花、玄胡、丹皮、莪术、白芷；行后绵绵作痛，属气血虚，亦用四物倍归身、阿胶、参、术、红花、炙甘草以补之。亦有血行气滞致行未尽者，宜上项药选用，仍加木香、槟榔、香附、玄胡、莪术、乌药以行之。经下带行赤白者，属湿热，宜二陈合二妙散。凡治女病，首重调经。调经大旨不外乎此，善学者临症察脉而详究之，思过半矣。

调经主方

四物汤

调经总司。等分，煎服。

虚中有热，月事不来。本方加条芩。

先期，属月热。本方换生地，加丹皮、芩、连、香附。

---

① 汤:《苍生司命·卷八·调经证》《万病衡要·卷之六·调经》作"用"。可参。

过期，属血少。本方倍熟地、当归，加参、术兼痰药。

过期，色紫黑有块作痛，属血热。本方加香附、黄连。

常不及期，属血热。本方加芩、连、香附，肥人兼痰药。

血枯经闭。本方加桃仁、红花。

瘦人子宫无血，精气不聚，亦令无子。本方加养血养阴药。

经水临行作痛，属血实，一曰瘀血郁滞。本方加桃仁、香附、黄连、红花，或加玄胡、莪术。热加柴胡、黄芩。

二陈汤

治过期，色淡挟痰。本方加芎、归。

八物汤

治经行后作痛，气血俱虚。

导痰汤

治肥人躯脂满经闭。本方加芎、归、黄连。不可用地黄，以其凝滞也，如用必加姜汁炒。肥人少子，亦由痰多脂膜闭塞，子宫不能受精施化也，宜服此。

经行赤白带，属湿热。四物汤合二妙散。

通行调经养血清热方

当归　白芍　条芩各七分　茯苓　白术各八分　生地　知母　香附　陈皮　丹皮各五分　玄胡四分　黄连　甘草各三分加莲子四个　水煎。

治过期不行方

补血行血。

川芎　白芍　甘草各五分　熟地　莪术　木通各八分　桃仁一钱二分　香附　苏木各一钱　当归一钱五分　桂三分　红花三

分　食远，煎服。

治先期方

养血凉血。

归身一钱五分　川芎　阿胶　艾叶　知、柏　甘草各五分
生地　条芩　香附各一钱　黄连　白芍各八分

固经丸

治过期不止，滋阴带涩。

黄芩　龟板　白芍各一两　樗①根白皮七分　黄檗三钱　香
附二钱五分。酒糊丸。

治室水经水不通方

晚蚕沙一两，研末，酒煮一沸，服下立通。

胶艾汤

治劳伤虚血，冲任虚损，月水过多，淋沥不止。

阿胶　川芎　甘草各五分　白芍　熟地各一钱　艾叶　当
归各七分　一方加地榆、黄芪。

乌药汤

治妇人血海疼痛。

当归　甘草　木香　乌药各一钱五分　香附一钱

经水不调，腹中行时作痛，体厚者，服之甚效。

归尾　茯苓各一钱　生地　赤芍　香附　玄胡　条芩各八
分　丹皮　陈皮　乌药各七分

---

① 樗（chū出）：臭椿。

养血调经丸

瘦弱者宜此。

生地　当归各一两　川芎　阿胶　条芩　苍术　白术各七钱　赤芍　丹皮　人参　黄栢各五钱　益母草八钱　炼蜜丸。

至验没药散

治经闭作痛，服之即行，痛止。

没药五钱五分　桃仁　红花　为末，酒调下。

赤带方

赤属血分，自小肠来，湿热俱多。

黄芩　黄连　黄蘗　山栀　苍术　丹皮　当归　生地　芍药

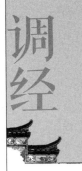

217

魏元君济生丹

治白带。

荞麦粉一两　鸡子白　二味为丸，白水下。

赤白带及经水先期方①

白术　苍术各七分　黄蘗三分　当归　白芍各八分　条芩　玄胡　香附　陈皮　川芎　天花粉各五分　水煎，食远服。

崩漏主方

崩漏，多因气所使而下。

香附　归身　白芍　熟地　白术　棕榈灰各②一钱　川芎

---

① 方：原阙，据文义补。
② 各：原阙，据文义补。

黄芪　蒲黄　地榆　人参各五分　麻黄三分

凉血地黄汤

治妇人血崩，是肾水阴虚，不能镇守胞络相火，故血走而崩。

黄芩　荆芥　蔓荆子　知、柏　藁本　细辛　川芎　黄连　羌活　柴胡　升麻　防风　生地　当归各三分　甘草一钱　红花少许

妊妇通用养血清热健脾方

白术　山药　白芍　当归八分　莲肉一钱　川芎　熟地五分　条芩七分　知母六分　甘草　益母草三分

益母草丸

治妇人赤白带，胎前产后一切病。

益母草（勿犯铁气），蜜丸弹子大，热酒加童便化下。

固胎饮

治胎气不安，或腹微痛，或腰作痛，或饮食不喜，俱宜。

白术　当归　白芍　熟地各一钱　人参　川芎　条芩　陈皮五分　甘草　砂仁　紫苏三分　姜二片

安胎丸

白术　条芩　等分，粥丸。

十全保胎丸

杜仲八两　续断三两。山药末糊蜜和丸。

心腹诸痛方

治妊娠触动胎元，痛不可忍，及下血者。

白术　条芩　川芎各八分　白芍一钱　陈皮七分　砂仁　玄

胡各五分

又方

治妊妇失跌，腹痛胎动。

白术　陈皮　黄芩　川芎　白芍　砂仁　甘草

治恶阻方

白术　半夏八分　茯苓一钱　陈皮七分　条芩　藿香各六分
竹茹　枇杷叶　归身五分　甘草二分

小产后下血不止方[①]

人参　黄芪　当归　白术　白芍　艾叶　炙甘草　阿胶
川芎　青皮　香附　砂仁

小产后心腹疼痛方[②]

当归　川芎　熟地　白芍各一钱　玄胡七分　桃仁三分　红
花二分　香附　青皮　泽兰叶　丹皮各五分　童便、酒各半钟，
温服。

枳壳散

治妊妇八九个月内胎气壅满，常宜服之。滑胎、易产，
安和子藏，益血舒气。

枳壳五两　粉[③]甘草炙，一两五钱　香附一两

上末，空心，白水下二钱，每日三服，加糯米同丸更妙。

---

① 方：原阙，据文义补。
② 方：原阙，据文义补。
③ 粉：原作"扮"，据医理改。

当归黄芪汤

治产后失血过多，腰痛，身热，自汗。

归身三钱　黄芪二钱　白术一钱五分　姜二片

三圣散

治儿枕痛。

当归　肉桂　玄胡索

黄芪汤

治产后虚汗不止。

黄芪二钱　白术　防风　熟地　牡蛎　茯苓　麦冬　炙甘草各五分　枣二枚

定痛散

治产后恶血不尽，腹中作痛。

当归　芍药二钱　肉桂五分　五灵脂一钱　加姜三片，水、酒各半，煎服。

麻仁丸

治产后大便秘结。

麻仁　人参　枳壳　大黄　当归

上末，等分，蜜丸桐子大，每服二十丸，以便润为度。

大便血症

　　大便下血，多原坐卧风湿，醉饱入房，食冷停寒，湿热郁积，以致荣血失道，渗入大肠，此肠风脏毒之所由作也。挟热下血，清而色鲜者，为肠风。邪气外入，随感而随见。挟冷下血，浊而色黯者，为脏毒。郁至久而始发。粪前来者，为近血，出于肠胃。粪后来者，为远血，出于肺肝。便血大行，为泻血。又有另作一派，唧唧然出，有力而远，四散如筛，肠腹中作痛者，多热毒所致，悉属胃与大肠主病。丹溪曰：凡下血，不可纯用寒凉，必加辛味为佐，久不愈，用温剂必兼升举药，仍加酒浸酒炒，寒因热用之法。通治：槐花、槐角、地榆、生地、扁柏、条芩、炒连、栀子、芎、归、阿胶、升麻、白芍、茯苓、蒲黄，酌用之。如兼风邪者，加秦艽、防风、荆芥、香附、苍术。肠风，用蒜连丸极效。脏毒人实，宜桃仁、红花、苏木之类，少行之泻。大下不止，四物加黄连、槐花。急治，百草霜研末，或用百药煎为丸，每服二三钱，酒下，仍以上项药加减，添莲房灰、棕榈灰止之。有气虚下陷者，当升提之，补中调中，益气汤加乌梅①、槐花、芩、连，干姜少许。大抵人身精血，皆生于谷气，脾胃统血，故治斯疾者，不宜纯用寒凉，必资补剂收功。久病虚弱，必用黄芪四君子汤、参苓白术散以和之，胃气一回，诸血循于

---

① 乌梅：《万病衡要·卷之六·大便血症》同，《苍生司命·卷七·大便血证》无此二字。

经络矣。又方书论血从下流为顺，易治。若大下数升，形肉枯槁^①，此为阴脱，正所谓微则易治，甚则难痊。若先吐血，后变为下血者，则又吉矣。

脉大身热者死，肠澼下脓血，脉弦绝者死，滑大者生。

槐角地榆汤

槐角　地榆　蒲黄各六分　生地　条芩五分　扁栢　升麻各八分　川芎　当归　栀子　阿胶各七分　白芍一钱　煎服。

防风秦艽汤

治肠风。

防风　羌活　秦艽　苍术　当归　升麻各七分　白芷一钱　香附五分　煎，温服。

蒜连丸

独蒜头十个　黄连三两　为末，将蒜煨熟，捣烂，和米糊丸，空心，下四十丸。

百草霜丸

百草霜，百药煎，等分，陈米糊丸。

去污苏木汤

人实者，宜此。

桃仁八分　红花四分　苏木三分　归尾　升麻七分　煎服。

黄连四物汤

治泻血大下。

---

① 槁：原作"犒"，据文义改。

当归　白芍　川芎　熟地各一钱　黄连　升麻各五分　地榆七分　水煎。

黄芪四君子汤

治人去血多虚弱。

人参　黄芪　白术　茯苓　甘草炙　升麻　加莲子四个，水煎服①。

参苓白术散（方见内伤）

胡梅公用效方

枳壳　槐花　柏枝　槐角　白芷　甘草　地榆　升麻　人中白各一两　防风　玄明粉　当归　川芎各一两五钱　黄连一两二钱　枯矾三钱　熟地二两　为丸，空心服。

滚痰丸（见痰症）

治下血暴下，可服二三次。下血久人，气虚弱，只宜用蒜连丸。

加味补中益气汤

治阳虚自汗。

人参　黄芪　归身　白术　升麻　柴胡　橘红　甘草　麻黄根　浮小麦　白芍　桂枝　酸枣　水钟半，煎七分，加枣二枚。虚极者，加附子二片。

加味当归六黄汤

治盗汗。

---

① 服：原阙 据文义补。

当归　生地　熟地　黄连　黄芩　黄栢各一钱　黄芪二钱
枣仁　牡蛎　麦冬各七分　五味九粒　枣二枚

治盗汗方

荞麦粉早晨作汤圆，空心服，不用油盐。

卷四

校后记

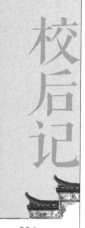

《方症会要》共4卷。刊行于1756年。

关于本书的作者，论述不一。总体分为两种意见，一种认为是吴迈。如在《中国中医古籍总目》中记录："《方症会要》，四卷。清吴迈编。"《中医古籍珍本提要》《中医文献辞典》俱持相同结论。而在《新安医籍考》中则认为是由吴迈父亲吴玉楮所著。根据其序言中所言"我先人利济为怀，率多类此。弃世后架上遗书，百不存一，手泽之留，仅此编耳。"和"我先人究心于此者深矣！恐久而零落，因付梨枣，以公诸世"等判断，是书初稿应为吴迈之父吴玉楮所编撰，吴迈在此基础上整理刊行。因此，是书作者当为吴玉楮和吴迈。

在校注过程中发现，该书医论内容多为引自虞抟的《苍生司命》，方药来源不详，有待后考。

该书的学术特点有：

1. 探本溯源，引经据典

《方症会要》共4卷，以内科杂病为主，旁涉妇科、五官科等。卷一至卷三论中风、咳嗽、泄泻、胃脘痛等内科诸症，卷四论妇人、五官科病症。每病症论述时多引用岐黄经典，溯中医之源，深入浅出加以说理。

如卷一瘟疫病开篇引《内经》曰：冬不藏精者，春必病瘟；《伤寒论》曰：瘟病起于春，应温而反清，夏应热而反寒，秋应凉而反热，冬应寒而反温；丹溪曰：众人病一般者，此天行瘟疫也……此为异耳。

再如，卷一湿症病引《金匮要略》《黄帝内经》《医林类集》理论，引李东垣、朱丹溪学术观点加以阐述；卷三劳病将《黄帝内经》《难经》《机要》等各家学说观点进行比较，结合临证言之有据。类似的用典不胜枚举，此外作者凝练出如诸症挟痰歌这样的歌诀加以总结分析，言简意赅，理明词达。这种采用大量中医理论加以论证并指导临床运用，理论与临床实效相结合，对于中医临床各种疾病的辨治有很好的参考作用。我们说"熟读王叔和，不如临证多"，回归经典理论才能构建中医思维，经典回归才是临床的关键，中医学的认知理论具有实践性，要在不断的临床实践中才能丰富和完善理论。当下国学热、汉学热正悄然兴起，我们的"中医经典"也同样需要追根溯源，回归根本，从本源上把握中医的理论思维、临证经验、文化内涵和当代价值。

2. 因证设方，因方用药

《方症会要》载有46种病症，多是先概述其病因脉治，后附以方药，论多源于《内经》、仲景及金元诸家，故名《方

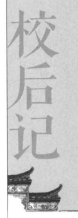

症会要》，这对于中医临床有重要的参考价值。另外，根据病程的不同阶段，不同病因所表现的证候辨证施治，《方症会要》一书凡证探本求真，因证设方，因方用药。每病皆以寒热、虚实、阴阳辨证论治，颇见功力。

卷二哮喘病根据不同发病诱因进行分类，如九味羌活汤之"外感风寒发喘"，二陈汤之"痰壅作喘"，四物汤之"阴虚喘"，苏子降气汤之"气上逆而喘"，六君子汤之"气虚发喘"等。再如卷三论述了不同腹痛类型的遣方用药特点，加味理中汤之"虚寒作痛"，保和丸之"食积痛"，二陈汤之"湿痰痛"，桃仁承气汤之"死血痛"等。

我们熟知辨证论治是中医学理论体系中最具特色的学术精髓，病证结合、方证对应模式是现代医学和中医学的有机结合，是提高临床疗效的关键，即西医辨病与中医辨证相结合。据证立法、依法选方，方证对应的诊疗方式，这也是辨证论治的精华体现。而今，有关"方证关系"科学内涵及其关键问题的研究探索已成为中医药现代研究的热点领域。但需要注意的是，方证辨证绝不是简单的症状和药物的一一对应，而是需要深入掌握方证辨证思维。

3. 脉证互参，六经辨证

《伤寒论》以六经分篇，始终贯穿着脉证合参的论治，《方症会要》十分重视对《伤寒论》学术思想的继承，也可以看出《伤寒论》对《方症会要》的影响。通观《方症会要》四卷，作者重视对于病因病机的分析，脉证合参，全面把握病情，尤其擅用六经辨证，审因论治，圆机活法，值得揣摩学习。

　　中医脉诊有悠久的历史，唐代贾公彦有云："脏之动，谓脉之至与不至，谓九脏在内，其病难知，但诊脉至与不至也。"脉诊是中医四诊中最具特色的诊察方法，在临床辨证施治中具有重要的指导价值。如卷一将郁证的脉象进行了分析比较，"诸爵脉皆沉，沉则为爵，但兼血、气、痰、火、湿、食、芤、濇、滑、数、缓、紧之不同耳。爵在上则见于寸，爵在中则见于关，爵在下则见于尺"；卷三腰痛中，作者在辨证论治的基础上，结合实践认为"治法：肾虚者，脉大，宜补之"，"瘀血者，脉濇，宜逐之"，"湿热者，脉缓，宜分利之"，"痰积者，脉伏滑，宜开导之"等；卷四三消中引用《内经》经典更是加以强调脉诊的重要性，"岐伯曰：脉实，病久可治。脉弦小，病久不可治，当分三消治之"。

　　除此之外，作者尤擅用六经辨证论治，如卷二痢疾中，作者认为"至于伤寒二阳合病，皆下痢，其治又不同：太阳阳明合病自下痢者，宜发汗。太阳少阳合病自下痢者，宜和解。阳明少阳合病自下痢者，宜攻里"。卷二呕吐中，作者将哕、呕、吐进行总结，"有声无物谓之哕，少阳主之也，以少阳多气少血之经；有物无声谓之吐，太阳主之也，以太阳多血少气之经。有声有物谓之呕，阳明主之也，以阳明多血多气之经"。卷三头痛病，作者认为"头为诸阳之首，一有痛楚，无问标本，宜先治之，但经络有三阳三阴之不同，见症有气虚血虚之不一"，六淫之邪客于太阳、阳明、少阳、少阴、厥阴某一经络而致邪气循经上犯，导致经气不利，阴阳失调，并在此基础上总结相应的引经药，"川芎入太阳。白芷入阳明。柴胡入少阳。苍术入太阴。细辛入少阴。吴萸入厥阴。巅顶痛，宜藁本、防风、升麻、柴胡"。

4. 强调炮制，注重剂型

中药炮制是中医用药的鲜明特点，也是中医药学的一大特色。作者注重药物剂型变化对疗效的影响，关于药物的炮制和选用心思独妙，剂型有膏、丹、丸、散、汤、液之名，不同的剂型和给药方式不同，自然也会产生不同的药效，全书诸卷对此都有体现。如卷一火证中强调安神丸"黄连一钱五分 朱砂 生地 归身 炙甘草各五分 为末，汤浸，蒸饼，丸黍米大"，滋肾丸"黄柏十两，酒浸 知母六两，酒浸 炼蜜为丸"；卷一痰症中详细列举诸药物和具体用法，"上以前六味研细，宜用去皮皂角捣碎，浓煎汁，擂杏仁泥，以姜汁和，蒸并丸如菉豆大，再用青黛为衣，每服五十丸，姜汤下"，卷四赤白浊中固本治浊丸"蒸饼为丸，空心，酒下"，九龙丸"上末，面糊丸桐子大，盐汤下"，珍珠粉丸"上末，水丸桐子大，空心，温酒服"。

治愈疾病，不仅需要正确的诊断、科学的处方，炮制方法、选择剂型以及服药时间对于治疗疾病也有着十分密切的关系，近年来开发的中药片剂、滴丸、颗粒剂等对发挥中医药作用，保证和提高临床疗效，均起到了积极作用。所以传承优秀传统炮制技艺，同时积极引进当代的新技术与新方法，紧密结合临床有助于开发多用途的剂型与药剂。另外医要知药情，药需知医用，医药结合密切，这些对于临床医生起到重要的借鉴和指导作用。

校注者：陆翔　郜峦　卜菲菲
2017年12月

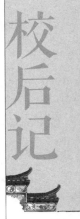

校后记

方名索引

二画

六画

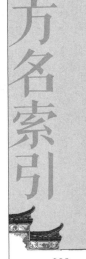

方名索引

C 九画

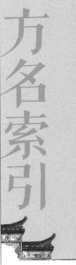